増刊 レジデントノート

Vol.21-No.2

心電図診断ドリル
波形のここに注目！

森田 宏／編

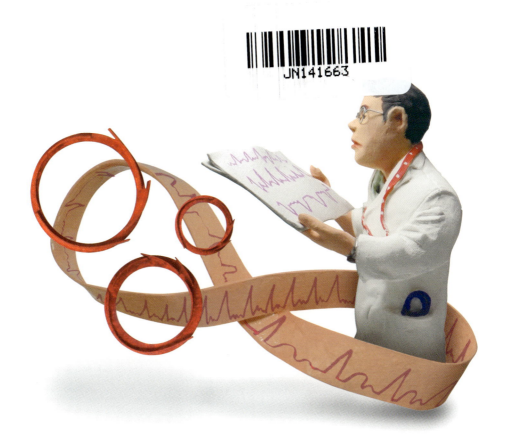

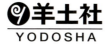
羊土社
YODOSHA

謹告

　本書に記載されている診断法・治療法に関しては，発行時点における最新の情報に基づき，正確を期するよう，著者ならびに出版社はそれぞれ最善の努力を払っております．しかし，医学，医療の進歩により，記載された内容が正確かつ完全ではなくなる場合もございます．

　したがって，実際の診断法・治療法で，熟知していない，あるいは汎用されていない新薬をはじめとする医薬品の使用，検査の実施および判読にあたっては，まず医薬品添付文書や機器および試薬の説明書で確認され，また診療技術に関しては十分考慮されたうえで，常に細心の注意を払われるようお願いいたします．

　本書記載の診断法・治療法・医薬品・検査法・疾患への適応などが，その後の医学研究ならびに医療の進歩により本書発行後に変更された場合，その診断法・治療法・医薬品・検査法・疾患への適応などによる不測の事故に対して，著者ならびに出版社はその責を負いかねますのでご了承ください．

序

1. 心電図から遠ざかっていないですか？

　心電図の判読は，医学部学生，研修医にとって永遠のテーマである．実際に，臨床実習や研修に来る医学生・研修医のほとんどが，最初に「心電図が読めるようになりたい」という目標を述べている．しかしながら，身体診察も重要であるし，心エコー，CT，心臓カテーテル検査・治療といった多くのモダリティーの発達により，学ばなければならない情報量は非常に多くなっており，心電図を効率よく学ぶ時間は十分にとることができなくなってきた．さらにカテーテルアブレーションやペースメーカなど不整脈治療の発達により心電図波形の解析，分類がさらに細かくなり，基本的事項を押さえただけでは，臨床カンファレンスなどで，なぜそういった解釈になるのかわからず，内容についていけないことも多い．結局，心電図は取っつきにくい，判断が難しいという印象をもったり，自動診断にまかせたりすることで，いつの間にか心電図の学習から遠ざかってしまうことも多々あると思われる．

　しかし，心電図は救急の場でまず第一に記録され，次に行うべき処置を考える手がかりとなる．虚血性心疾患や不整脈の診断のみならず，電解質異常，頭蓋内の出血などでも特徴的な変化がみられ，心疾患以外の疾患の診断の手がかりともなる．近年，心電図自動診断も精度が非常に高くなっているが，各心電図メーカーにより，診断アルゴリズムが異なり，波形によってはコンピュータによる基準の認識が難しいものもあり，診断の間違いがあることも忘れてはならない．自動診断所見を鵜呑みにすることによって不必要な治療が行われてしまったり，逆に必要な治療が行われない可能性もあるため自動診断に頼らずにきちんと自分で波形を確認し，診断できる必要がある．

2. 心電図に隠されている情報は多い！

　心電図の学習から遠ざかる理由として，発明から100年以上過ぎた，古くさい検査である，というふうに感じることもあるかもしれない．確かに古くからある検査であるものの，心電図波形研究での新たな論文がこの10年のうちでも次々と報告されている．例えば，QRS波形の分裂した電位（fragmented QRS波形）やJ波が，さまざまな疾患や一般人での不整脈や突然死の発生と関連するという論文が多く報告されている．このように古い検査である心電図の研究領域がいまだにアクティブである理由として，心電情報がデジタル化されたことが大きいと思われる．過去の熱ペンによる感熱紙での記録と異なり，デジタル化された心電情報の記録は，さらに多くの周波数情報を含んでおり，過去の記録では残らなかった微細な波形がはっきりと記録できるようになった．また，予後との関連が特にないと考えられていた所見も，遺伝子診断やカテーテル治療による疾患の再分類・細分化により，臨床的意義が明らかになってきたものもある．一例として，J波（早期再分極）は若年男性や運動家に多い，リスクのない所見と考えられ

てきたが，特発性心室細動とJ波が関連することが明らかにされ，さまざまな心疾患でJ波の存在と予後に関する研究が行われるようになり，新たな知見が次々と報告されている．このように，「心電図学」自体も，数十年前から固定したできあがったものではなく，最新の検査，治療などの所見と関連し，発達してきている分野である．

3．本書の構成と特徴

　本書では心電図診断の基本をくり返し学習し，習得できる構成をめざした．本書では①心電図に対する苦手意識をとり除くこと，②臨床の場で実践的に用いることができる知識であること，③診断のために心電図のどこに注目すべきかを知ること，④反復学習し，知識をしっかりと定着させることが可能と考えている．この特集で，心電図の基本的な読み方，救急の現場での鑑別診断などを知り，さまざまな心電図波形の意義を理解し，最後に実戦トレーニングとして代表的な心電図判読と緊急時の対処などを学ぶことができる．心電図判読はパターン認識であるが，どうしてもある程度の判読数をこなさなければなかなか身につくものではないため，本書の後半で症例問題を多くとり入れ，さまざまな臨床状況で出会う心電図波形をなるべく多く学習できるように配置した．それぞれの項目は各エキスパートの先生方に豊富な経験をもとに執筆いただいている．心電図に苦手意識をもつ方も，心電図をある程度読めるようになったと思われる方にも広くおすすめできる，心電図を学ぶ実践的なテキストである．

　2019年3月

岡山大学大学院医歯薬学総合研究科先端循環器治療学

森田　宏

増刊 レジデントノート
Vol.21-No.2

心電図診断ドリル
波形のここに注目！

序 .... 森田　宏　3　(173)

Color Atlas .... 10　(180)

第1章　これだけは知っておきたい！心電図を読むための基本

1. 心電図判読論〜波形の読み方，考え方 .... 杉山洋樹，森田　宏　12　(182)
   1. 心臓の刺激伝導系　2. 心臓興奮ベクトルの方向と波形の向き　3. 各心電図波形の考え方

2. 絶対に見逃してはならない波形〜急性虚血編 .... 細木信吾　21　(191)
   1. 心電図による急性心筋梗塞の見つけ方のコツと注意点　2. STEMIの心電図：経時変化
   3. STEMIの心電図：部位診断　4. STEMIの合併不整脈　5. N-STEMI　6. STEMIの鑑別診断

3. 絶対に見逃してはならない波形〜心室不整脈編 .... 小川正浩　34　(204)
   1. wide QRS tachycardiaを見つけたら　2. wide QRS tachycardiaの鑑別　3. QT延長症候群　4. Brugada症候群　5. J波症候群

4. リズムの診断〜上室不整脈編 .... 宮﨑晋介　42　(212)
   1. 発作性上室頻拍症（PSVT）　2. 心房粗動（AFL）　3. 発作性心房細動（AF）

5. リズムの診断〜徐脈性不整脈編 .... 髙木雅彦　50　(220)
   1. 洞不全症候群　2. 房室ブロック　3. ペーシング波形の心電図

6. QRS波形・ST-Tの異常 ……………………………………………… 八島正明　58　(228)
1. QRS異常の基本波形　2. 心筋症　3. 急性肺血栓塞栓

7. 虚血性心疾患のみかた ………………………………………………… 岡　岳文　64　(234)
1. 異常Q波とR波の減高　2. 異常Q波（abnormal Q wave）　3. 胸部誘導でのR波の増高不良（poor R wave progression）　4. 異常Q波とR波の増高不良を認めたらどうするか　5. 運動負荷試験　6. ST変化

8. 電解質異常・薬剤による重要な心電図変化 ……… 島本恵子，相庭武司　71　(241)
1. 心筋の電気活動と電解質　2. 薬剤と心電図

9. 心電図自動診断の有用性と限界 ………………………………… 八島正明　78　(248)
1. 心電図自動診断の仕組み　2. 心電図自動診断の弱点　3. 自動診断において診断名の正確性，信頼性を高める試み

第2章　症例問題〜外来・病棟編

症例1　80歳女性，失神の精査目的で来院 ………………………… 杉山洋樹　85　(255)

症例2　52歳男性，勤務中に胸部不快感を自覚した ……………… 髙石篤志　90　(260)

症例3　73歳男性，外科術前検査にて心電図異常を指摘された ………………………………………………………………… 杉山洋樹　93　(263)

症例4　79歳男性，心雑音の精査目的で来院 ……………………… 杉山洋樹　99　(269)

症例5　70歳男性，軽労作時に息切れを自覚 ……………………… 髙木雅彦　104　(274)

症例6　62歳男性，歩行時胸痛を自覚した ………………………… 髙石篤志　108　(278)

症例7　67歳男性，心電図自動診断の心筋梗塞疑いで紹介された ………………………………………………………………… 八島正明　111　(281)

症例8　70歳女性，トレッドミル運動負荷試験を施行，胸痛が出現 ……………………………………………………………… 岡　岳文　115　(285)

症例9	84歳男性，トレッドミル運動負荷試験中に胸痛が出現した……岡 岳文 119 (289)
症例10	60歳代女性，失神……鎌倉 令 123 (293)
症例11	26歳女性，労作時の息切れで受診……森田 宏 127 (297)
症例12	71歳男性，当院定期外来受診中，心電図検査を施行した……髙石篤志 131 (301)
症例13	74歳女性，健康診断で心電図異常を指摘された……八島正明 134 (304)
症例14	70歳男性，近医で心電図異常を指摘された……野坂和正 138 (308)
症例15	49歳男性，くり返す動悸発作を有するWPW症候群患者……丸山光紀 143 (313)
症例16	76歳女性，動悸を主訴に来院……田中耕史，井上耕一 148 (318)
症例17	77歳男性，3カ月前から持続する動悸……田中耕史，井上耕一 151 (321)
症例18	79歳男性，心不全で入院した際に記録された心電図……田中耕史，井上耕一 155 (325)
症例19	69歳男性，動悸と易疲労感を常に認めていた……丸山光紀 159 (329)
症例20	71歳女性，不整脈加療中の倦怠感の増強……島本恵子，相庭武司 163 (333)

第3章　症例問題〜救急編

症例1	66歳男性，倦怠感と息苦しさを訴え来院……土井正行 166 (336)
症例2	50歳代女性，突然の胸痛で救急車要請後に失神した……細木信吾 170 (340)

症例 3	75歳女性，家族の突然死後に胸痛を訴え受診 …… 吉川昌樹 174 (344)
症例 4	80歳男性，呼吸苦，胸痛を訴え失神した …… 吉川昌樹 178 (348)
症例 5	70歳代男性，安静時にくり返す胸痛 …… 細木信吾 182 (352)
症例 6	70歳代男性，安静時の胸痛で救急搬送 …… 細木信吾 187 (357)
症例 7	60歳男性，午前3時，突然の胸痛発作あり …… 吉川昌樹 191 (361)
症例 8	55歳男性，深呼吸時の前胸部痛のため救急外来を受診 …… 小出恭大，森田　宏 195 (365)
症例 9	57歳男性，ゴルフ中，胸痛を訴えた後に失神 …… 土井正行 199 (369)
症例 10	62歳男性，将棋の直後に突然失神した …… 森田　宏 203 (373)
症例 11	25歳男性，突然動悸とめまいが出現 …… 丸山光紀 207 (377)
症例 12	40歳代男性，心不全加療の入院中に意識消失した …… 鎌倉　令 211 (381)
症例 13	72歳男性，動悸とめまいを自覚し入院 …… 小川正浩 214 (384)
症例 14	30歳代男性，パソコン作業中に意識消失した …… 鎌倉　令 218 (388)
症例 15	66歳女性，意識消失発作にて搬送 …… 島本恵子，相庭武司 223 (393)
症例 16	88歳女性，全身倦怠感，四肢のしびれを主訴に来院 …… 山内菜緒，森田　宏 227 (397)
症例 17	15歳女性，音に反応して失神したため救急搬送 …… 島本恵子，相庭武司 230 (400)
症例 18	83歳女性，失神発作により転倒 …… 小川正浩 235 (405)
症例 19	22歳男性，動悸を自覚，胸部不快感で来院 …… 小川正浩 239 (409)

症例20	75歳女性，突然の動悸にて救急外来を受診 ……………宮﨑晋介 243 (413)
症例21	56歳女性，夜，自宅でテレビを見ているときに 動悸が出現 ……………………………………田中耕史，井上耕一 246 (416)
症例22	44歳女性，突然の動悸にて救急外来を受診 ……………宮﨑晋介 250 (420)
症例23	40歳女性，甲状腺機能亢進症治療後も持続する動悸 …丸山光紀 253 (423)
症例24	68歳女性，突然失神，転倒し救急搬送 …………………髙木雅彦 257 (427)
症例25	75歳女性，動悸と失神発作が出現 ………………………髙木雅彦 260 (430)

● 索引 …………………………………………………………………………………… 263 (433)

● 症例問題でとりあげた心電図異常所見・疾患 ……………………………………… 267 (437)

● 編者＆執筆者プロフィール …………………………………………………………… 269 (439)

Color Atlas

第2章4（❶）

A）左脚ブロック時　　　B）正常QRS波時

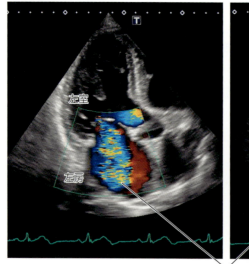
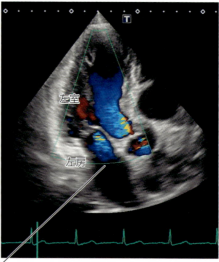

僧帽弁逆流シグナル

❶ 間欠性左脚ブロックに伴う「機能的」僧帽弁閉鎖不全症（apical 3chamber view：心尖部三腔像）
左脚ブロック時（A）には重度の僧帽弁逆流を認めるが，正常QRS波形時（B）にはごく軽度である（p.103，図4参照）

第2章10（❷）

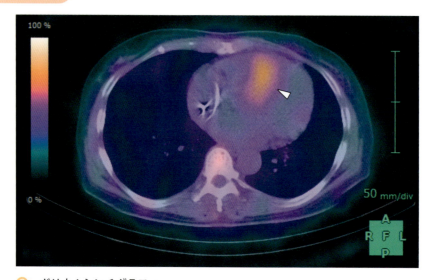

❷ ガリウムシンチグラフィー
左室基部前壁から中隔にかけてガリウムの高集積がみられ（▷），サルコイドーシスの活動性病変が疑われる．（p.125，図3参照）

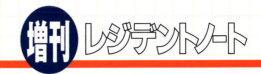

心電図診断ドリル
波形のここに注目！

第1章 これだけは知っておきたい！心電図を読むための基本

1. 心電図判読論〜波形の読み方，考え方

杉山洋樹，森田 宏

● Point ●

- 心電図は「立体的に」解釈すべき検査である
- 「刺激伝導系」に対する理解は必須となる
- 「誘導」とは，心臓興奮を多方向から観察するために配置された「視点」と考える

はじめに

　心電図は一見すると「紙に描かれた一本線の集まり」にすぎない．しかし心電図判読のトレーニングを進めるにあたり，重要なのは**心筋興奮プロセスの立体感やスピード感を波形から読みとる感覚を養う**ことである．本項では，心電図波形を「3次元的・躍動的」なイメージで認識するための基礎的な考え方について概説する．

1. 心臓の刺激伝導系

　波形の成り立ちを理解するために最低限，把握しておくべき興奮の伝導を3ステップに分けて表す（図1A）．

ステップ①：心房の興奮（P波の成り立ち）

　右心房上部に位置する洞結節より，まず**右心房**の興奮が開始する．やや遅れて，左心房に伝導する．

ステップ②：心室中隔の初期興奮（QRS波の初期）

　房室結節（伝導遅延機能をもつ）を通過した興奮は**心室中隔内の「左室側→右室側」へ向かう初期成分**を生じる（図1A②）．

ステップ③：心室筋の興奮（QRS波）

　右心室/左心室は，刺激伝導系を介してほぼ同時に興奮が進行する（図1③，③'）．しかし**右室圧は左室圧に比して著しく低く，壁厚の違いがあるため起電力は圧倒的に「左室優位」**である．そのため正常の興奮プロセスにおける右室興奮（図1③'）は左室興奮（図1③）にかき消されてしまうため，主として「**左室の興奮波形**」が描出される．

　これらを総合すると，心室筋の「興奮方向（ベクトル）」はおおむね　**人間の右手側上方→左手**

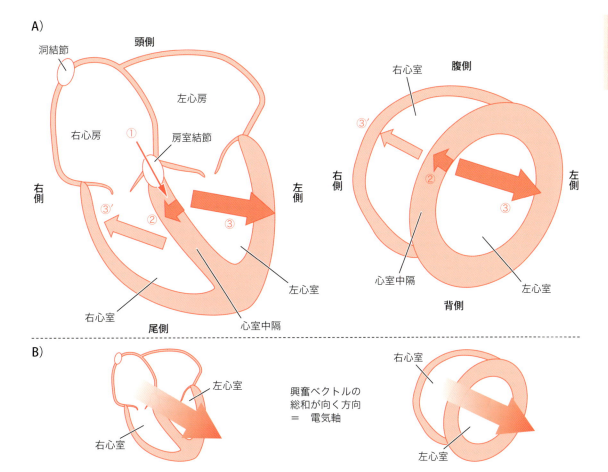

図1 心室興奮伝導のプロセス
A) 心房からの興奮は房室結節を経由し（①），最初に左脚中隔枝が心室中隔を左から右へ興奮させる（②）．次いで左室（③），右室（③'）がほぼ同時に興奮する．B）電気軸は，右室は左室に比べ心筋重量が小さいため，心室興奮ベクトルは主に左室方向に向く

側下方に向かい，これが「QRS電気軸」として表現される（図1B）．

2. 心臓興奮ベクトルの方向と波形の向き

1 心電図波形の上向きと下向き

心電図における「誘導」は，「興奮ベクトルを観察するための視点」と考える（図2）．その視点に**向かってくる興奮**は「**上向き＝陽性波**」，**遠ざかっていく興奮**は「**下向き＝陰性波**」として表現される．興奮が視点の**前を横切るのみ**の場合，二相性のプラスマイナス波形となる．これは心房，心室興奮のいずれにも当てはまる．

2 各誘導における視点の方向

「12誘導心電図」とは12方向の視点で心臓の電気的興奮を観察し，陽性・陰性の波形として描出したものである．ここでは正常心電図の一例を用いて，各誘導における「視点」の立場で解説

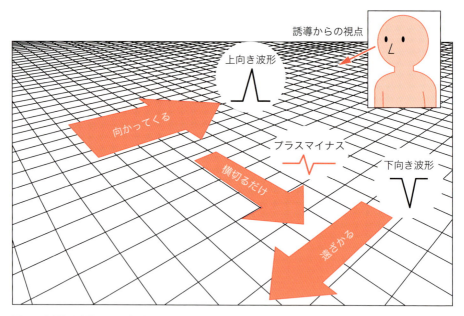

図2 心電図誘導からの視点
誘導へ向かってくる興奮は陽性波，遠ざかる興奮は陰性波，誘導を横切る興奮は二相性波となる

する（図3，4）．これら12方向の「視点」はすべて明確にイメージできるよう，トレーニングしておくことが必須となる．（なお，以下の解説は，各誘導の位置関係を理解するために**本例での**QRSベクトルについて述べた便宜上のものである）

1）肢誘導：心臓の前額断面上での視点（図3）

Ⅰ誘導は心臓を真左方向から観察する．正常のQRSベクトルは左方向に向くため，**向かってくるベクトル**，つまり**陽性波**となる．aV_L誘導は，Ⅰ誘導に比しやや斜めからの観察となっておりR波高が低め（aV_L＜Ⅰ）となっている．

Ⅱ誘導はQRSベクトルを**ほぼ正面から受け止め**，高いR波となっている．Ⅱ・Ⅲ・aV_F誘導は心臓の下方（尾側）から観察しているが，ベクトル方向からのズレによりR波高は「Ⅲ＜aV_F＜Ⅱ」となっている．なお，Ⅲ誘導については右室方向からの視点と分類されることもある．

aV_R誘導は**右室側からの視点**であり，興奮ベクトルを**ほぼ真後ろから観察**する．そのため原則としてP，QRS，T波のすべてが陰性波となる．「Ⅰ，Ⅱ誘導の反対側」に近い視点であり，その波形はⅠ，Ⅱ誘導を上下反転させたものに類似する．

2）胸部誘導：心臓の水平断面上での視点（図4）

V_1〜V_2誘導は**右室方向からの視点**であり，QRS最初の小さいr波の後のQRSベクトルは主に左室に向かうため，**遠ざかる方向＝陰性**，つまり深いS波となる．

反対に，V_5〜V_6誘導は**左室側からの視点**となり，QRSベクトルは**向かってくる方向＝陽性**，つまり高いR波となる．V_4〜V_5誘導は左室壁に最も近接していることが多く（V_6誘導では心臓から少し離れる），R波高が最大になりやすい．

V_3，V_4誘導は中間に位置し，ここでS波の深さとR波の高さが逆転する（移行帯）．

これらのQRS波形の関係性は「**R/S比**」として表現され，右室側の視点であるV_1，V_2誘導ではS波が深く，R/S比は低い．観察の視点が右室側→左室側に移るに従い徐々にR/S比が上昇し，

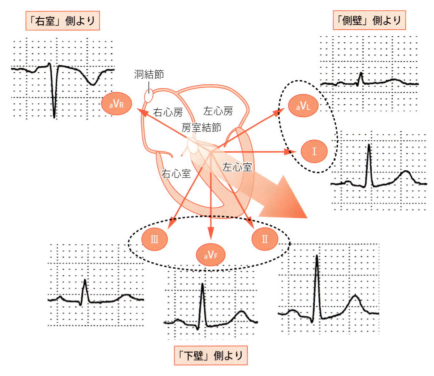

図3 各誘導と心臓の位置関係：肢誘導
Ⅰ，aV_Lは左室側壁，Ⅱ，aV_F，Ⅲ誘導は下壁，aV_R誘導は右室側より心室を観測する誘導である

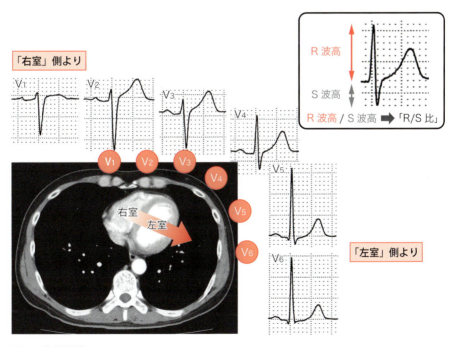

図4 胸部誘導
V₁は主に右室から，V₅〜V₆は左室側を観測する誘導となる．R波高とS波高の比をR/S比という

V6に向かって最大となる．

R/S比は，波高の絶対値に左右されずに波形を解釈する助けとなる．本例では，V2→V3にかけてR波の増高が一見乏しくみえるものの，R/S比の上昇は正常に保たれている（図4）．

3. 各心電図波形の考え方

心電図判読のためには**各波形の成り立ちおよび時間的指標についての理解**が必要となる．診断に用いるそれぞれの項目について解説する．

1 P波

心房の興奮は洞結節より開始され，右心房と左心房では興奮ベクトル方向が異なっている（図5）．

・Ⅱ誘導

洞結節からの興奮が右房を上（頭側）→下（尾側）へ進み，**向かってくる方向**に生じるため正常のP波は陽性・単相性である（図5A①）．左房負荷では左房興奮時間が延長し，右房成分・左房成分の二峰性（陽性＋陽性）となる（図5A②）．

・V1誘導

電極が**右心房に近接**しているため明瞭に観察できる．右心房の興奮はV1誘導に**向かってくる方向**（図5B①）に生じ，やや遅れて左心房へ進むため，V1誘導から遠ざかる方向（図5B②）となる．よって，P波の形態は正常においても**陽性＋陰性**の合成波→「二相性」となる（図5C）．左房負荷では左房成分の興奮が大きくなるため，V1誘導のP波に深い陰性成分を生じる．右房負荷では陽性成分が増高する．

2 PR間隔

房室結節における遅延伝導によって生じ，**心房収縮→心筋収縮間のタイミング**を規定する．そのため聴診所見においてはPR間隔とⅠ音の大きさが逆相関するが，生理的な範囲内では血行動態における臨床上の影響は乏しい．

PR間隔が変化する疾患の例としては，房室ブロックにおいてPR間隔が延長（あるいは途絶）する．逆に，房室結節よりも伝導の速い**副伝導路**が存在する場合〔＝WPW（Wolf-Parkinson-White）症候群〕は短縮する．心房興奮の開始が異所性，つまり**房室結節に近い位置**で生じた場合も短縮しやすい（房室接合部期外収縮）．

3 QRS波

1）幅

心室の興奮は右脚・左脚を通じて**両心室内にすみやかに伝導**し「**幅の狭いQRS波**」となることで，心室筋が**ほぼ同時に同期して収縮**する（図6A）．

QRS幅の延長は，脚の障害による興奮伝播の遅延を表し「心室収縮の協調・同期性の悪化」から，**心室の駆出効率の低下**につながる（第2章 症例3を参照）．心室期外収縮・心室補充調律などの異所性心室興奮の伝導も脚を介さないため，幅の広いQRS波となる．完全左脚ブロックでは左室内の興奮伝播が正常に行われなくなるため，肥大や異常Q波といったQRS診断はできなくな

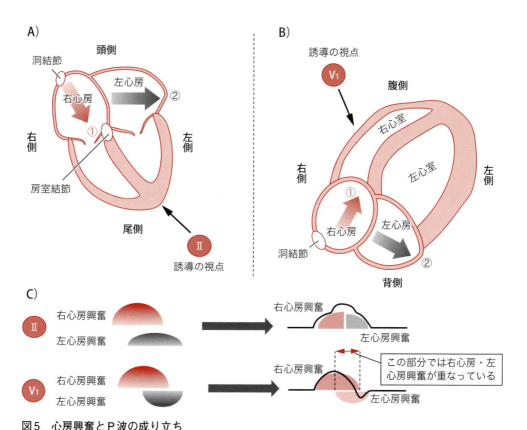

図5 心房興奮とP波の成り立ち
A）Ⅱ誘導，B）V₁誘導．洞結節は右房上方に存在し，ここから心臓興奮がはじまる．右房興奮は上方より下方（①），左房興奮は右側より左方へ進む（②）．C）Ⅱ誘導では陽性P波を，V₁誘導ではプラス（右房興奮），マイナス（左房興奮）の二相性P波となる

る．完全右脚ブロックでは左室興奮は正常に進むため，QRS診断は引き続き行うことができる（**表**）．

2）電気軸

肢誘導でのQRS波形の主な興奮ベクトルの向きを示す．正常値は－30〜90°で，左軸偏位は左脚前枝ブロックなど，右軸偏位は左脚後枝ブロックないし右室肥大などでみられる（**図7**）．

3）高さ

電極に到達する電気信号の強弱に規定される．心筋自体の起電力が変化する場合（心室肥大でのR波増高，心筋障害でのR波減高・異常Q波など）だけでなく，心筋－電極間の電導性・距離（肥満や浮腫，肺気腫での低電位など）にも大きく影響される．

> **●補足：中隔性q波**
> 通常，V₅・V₆・Ⅰ，aV_L誘導において，小さなq波（下向き波形）を認める（**図6B**）．これは心室筋の興奮伝導における**心室中隔の初期興奮**（**図1A参照**）を反映しており，上記誘導においてq波を形成する．また，V₁誘導は反対側からの観察であり，小さなr波（q波を上下反転させた成分）としても表現される．
> **心室中隔の心筋梗塞**においては，中隔性q波が消失する．

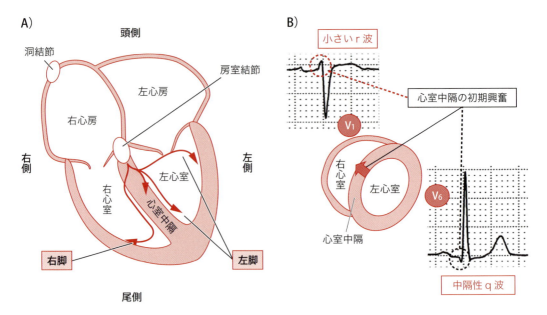

図6 刺激伝導系
A) 心室興奮の進行．心房興奮は刺激伝導系を介し，左室・右室をほぼ同時に興奮させる．B) 中隔性q波．心室興奮では心室中隔が最も早く，左側から右側へ興奮が進行する．これによりV₁で小さいr波，V₅〜V₆でqがみられる

表　QRS幅による診断

幅の狭いQRS	・正常．心室の興奮は右脚・左脚を介して両心室内にすみやかに伝導し，心室筋がほぼ同時に同期して収縮
幅の広いQRS波	・脚を介さない興奮伝導で，心室期外収縮・心室補充調律，脚ブロックなどでみられる ・完全左脚ブロックでは左室内の興奮伝播が正常に行われなくなるため，肥大や異常Q波といったQRS診断はできなくなる．完全右脚ブロックでは左室興奮は正常に進むため，QRS診断は引き続き行うことができる

4 ST-T波

ST部分およびT波で構成され，**心筋興奮終了後の回復期**に相当する．急性心筋梗塞を筆頭に緊急・重症心疾患の診断に多く用いられ，心電図診断において重要な位置を占めるが正常亜型も多い．

・ST部分

正常のST部分は基線（T波終了後からP波が始まる前まで）とおおむね等位である．連続的にT波に移行し，その診断意義もT波とオーバーラップするため「ST-T変化」と総称される．

・T波

T波の極性は，原則として「QRSが上向きであればT波も上向き」となる．**正常例でも陰性T波が出現する誘導として**aV$_R$，Ⅲ，（aV$_F$），V$_1$，（V$_2$）誘導などがあり，これらは「心臓を右室側から観察している」という点で共通している（図3, 4）．

なお，ST-Tの異常については各症例問題を参照．

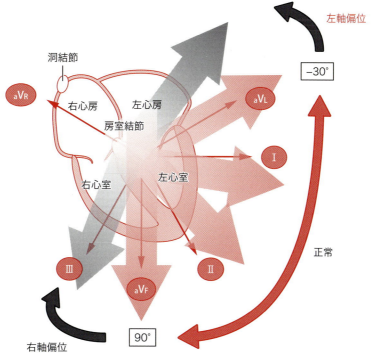

図7 電気軸の左軸偏位と右軸偏位

● QT間隔

QRS波形の始まりからT波終末までの間隔で，心筋の「興奮開始から回復終了」までの経過を反映している（図8A）．心筋興奮は短時間で完成するのに対し，「興奮からの回復」には非常に複雑なプロセスを要するため時間も費やされる．特にT波の時相では**電気的性質が心筋細胞間で大きくバラつく不安定な状態（受攻期）**となり，ここに心室興奮刺激（R波）が加わる（＝R on T）ことで容易に重症不整脈（torsades de pointesなど）が誘発される（図8B）．
よって「QT間隔の延長」は「電気的に脆弱な期間が延長している」という明確な警告メッセージと考える．
QT間隔の測定に際しては，波高が得られやすいⅡ，V5誘導で行われる．正常例でも**頻脈時は短縮，徐脈時に延長**するため，RR間隔で補正した「QTc（corrected QT interval）」を用いて異常の有無を評価する．代表的な補正方法として，Bazettの式：$QTc = QT/\sqrt{RR}$（秒$^{1/2}$）などがある．

5 U波

T波の後に位置する低い波で，極性はT波に類似する．正常例でもV2〜V4誘導で認められることが多く，低カリウム血症での増高や，虚血・肥大での陰転化などを認めるものの特異的診断に結び付けるのはやや難しい．時にT波と融合して分離困難となり「QU間隔」という表現が用いられることもある．

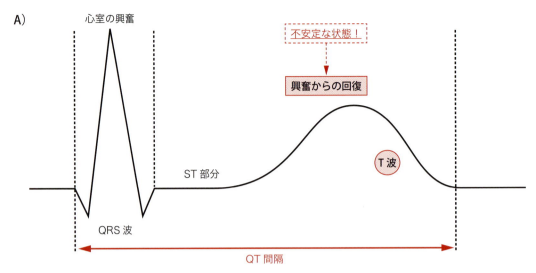
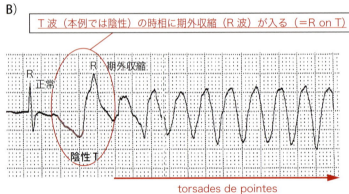

図8 QT間隔
A）QT間隔は心室興奮から回復終了までをさす．特にT波（本症例では陰性）頂点付近では回復が不安定な状態となる．B）この時相で心室期外収縮が発生すると心室頻拍・細動が起こりやすい

おわりに

　心電図とは「心臓の電気活動を多方向から観察する検査」である．そのため「刺激伝導系」に対する最低限の理解（経験上，避けてしまいがち）が大前提であり，そのうえで各誘導を「心臓を観察する視点」と捉えて三次元的な位置関係をイメージできることが必須となる．これらのステップを疎かにすると，今後の心電図学習は「意味不明な記号の羅列・波形パターンをひたすら丸暗記」となりうるため注意が必要である．

（杉山洋樹，森田　宏）

第1章 これだけは知っておきたい！心電図を読むための基本

2. 絶対に見逃してはならない波形 〜急性虚血編

細木信吾

● Point ●

- 急性心筋梗塞はST上昇型心筋梗塞（STEMI）と非ST上昇心筋梗塞（N-STEMI）の2種類に分けられる
- ST低下を見たらST上昇を探す
- 心電図診断には比較が重要（"以前のもの"と"時間を空けて"と"硝酸薬前後"で）
- 新たな脚ブロック，徐脈性不整脈，心室性不整脈が急性虚血の所見

はじめに

　急性心筋梗塞（acute myocardial infarction：AMI）は，常に致死的不整脈のリスク，さらに機械的合併症や心不全発症の可能性があるため，一刻も早く冠血行再建〔経皮的冠動脈インターベンション（percutaneous coronary intervention：PCI）〕を行わなければならない．さまざまな画像診断デバイスが進歩した今日でも，AMIの診断において最も簡便で迅速なツールは心電図である．患者さんの初期対応をした諸君が，心電図からAMIを迅速に診断することができるか，診断に時間を要してしまうか，はたまた見逃してしまうかによって，患者さんの運命は大きく変わっていく．その自覚のもと，本項を読み進めてほしい．

1. 心電図による急性心筋梗塞の見つけ方のコツと注意点

　AMIの心電図でST上昇を認める症例は約50％程度とされ，40％はST低下，陰性T波，脚ブロックなどの非特異的心電図異常，残りの10％は正常心電図を呈するとされている．

1 ST低下を見たらST上昇がないか探す

　一般的にSTEMI（ST elevation myocardial infarction：ST上昇型心筋梗塞）の心電図にはST上昇があれば，鏡面像（mirror image）もしくは対側性変化（reciprocal change）と呼ばれるST低下がある．STEMIの心電図を見慣れていないと，ST低下に目が行きやすい．そのST低下は鏡面像である可能性があり，ST上昇がないかじっくり探すことが重要である．

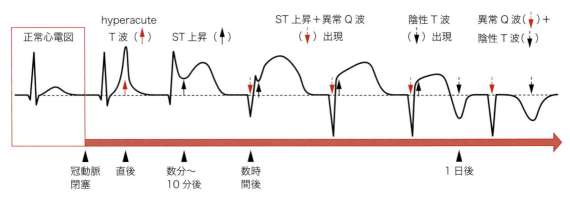

図1 STEMIの心電図の経時変化

2 心電図を比較する

　一見，有意な所見がないようにみえても，以前に記録した心電図が残っていれば，それと比較することで異常所見に気づくことがある．以前の心電図がない場合は，5分〜10分後に再度心電図を記録し比較したり，硝酸薬を舌下したあとに心電図を記録し比較したりすることも有用である．

3 ST上昇のない，もしくは心電図異常のないAMIがある

　有意な心電図異常がないからといってAMIを除外してはならない．後述するN-STEMI（non-STEMI：非ST上昇型心筋梗塞）含め**典型的な心電図所見を認めないケースが約半分**であることを念頭におく．

4 新たな脚ブロックや不整脈の出現

　心筋障害によって新たな心室内伝導障害（脚ブロックを含む），徐脈性不整脈，心室期外収縮などを認めることがあり，AMIを発見するきっかけとなる．

2. STEMIの心電図：経時変化

　冠動脈が閉塞すると，まずT波の先鋭・増高化（hyperacute T波）が生じ，ST上昇，異常Q波の出現，T波の陰転化が進む（図1）．hyperacute T波は冠動脈の閉塞直後から生じ，数分〜10分後にはST上昇をきたす．数時間経過すると異常Q波が出現し，1日程度持続するとST上昇の後半部分に陰性T波が出現（冠性T波）する．数日経過するとST上昇は消失し陰性T波のみとなる．図1の左の波形（R波が残存している）ほど心筋障害は少なく，図1の右の波形（異常Q波のみ）になるほど不可逆的な心筋障害となる．

3. STEMIの心電図：部位診断

　12誘導心電図と左室心筋の部位，冠動脈の灌流域の関係を丸覚えしてもよいが，同じ覚えるな

ら，冠動脈や左室の解剖学的位置と12誘導心電図の示す位置を関連付けて記憶する方が効率的で応用が効く．そのためには，冠動脈の解剖，左室の部位の呼び方，12誘導心電図で肢誘導が示す方向と胸部誘導電極を貼る部位は記憶しなければならない．

1 冠動脈

右冠動脈と左冠動脈があり，左冠動脈は左主幹部から左前下行枝と左回旋枝に分岐する．

2 冠動脈の灌流域

一般的に右冠動脈は左室下壁を，左前下行枝は前壁を，左回旋枝は側壁から後壁を灌流する．
しかし実際には人によって各冠動脈の灌流域はさまざまで，大きな右冠動脈であれば下壁と後壁を，大きな左回旋枝であれば後壁から下壁というようにバリエーションがある．
STEMIでは，ST上昇をきたした誘導から心筋梗塞を起こした部位や責任冠動脈を推定できる．逆にST低下（狭心症）からは責任冠動脈を推測することはできない．基本的に冠動脈は心尖部に向かって流れており，狭心症のすべての虚血性変化はまず心尖部が虚血となるからである．

3 左前下行枝の閉塞

胸部誘導の隣接する2誘導以上でhyperacute T波もしくはST上昇をきたす．鏡面像としてのST低下があればより診断が深まる．

> **症例1**
>
> $V_1 \sim V_4$でST上昇（図2A▲），V_5でhyperacute T波（図2A△）を認める．I，aV_L，V_6の側壁誘導でのST上昇はなく（図2A▽）鏡面像としてのST低下を認め，下壁誘導もわずかにSTが上がっている．前壁中隔と心尖部下壁を巻き込んだ急性心筋梗塞で側壁は灌流されていることが疑われる．第1対角枝を分岐した後の心尖部まで回り込む左前下行枝の閉塞が疑われた（図2B）．

4 右冠動脈の閉塞

下壁誘導（II，III，aV_F）のST上昇が特徴的である．下壁は右冠動脈もしくは左回旋枝のいずれかから栄養される．右冠動脈が下壁を栄養している場合，III誘導の領域が主に障害されるため，下壁誘導のなかでもIII誘導で最もST上昇が顕著になる．一方で，左回旋枝が下壁を栄養している場合，II誘導領域も障害されているため，II誘導とIII誘導のST上昇は同程度もしくはII誘導が有意となる．

> **症例2**
>
> II，III，aV_F誘導でST上昇（図3A▲），I，aV_L，$V_1 \sim V_4$で鏡面像としてのST低下を認める（図3▽）．右冠動脈からの後下行枝はII誘導よりもIII誘導の方向の障害がメインとなる．そのため，ST上昇はIII＞IIとなる．

5 左回旋枝の閉塞

診断が最も難しい血管である．後下壁を栄養している場合，下壁誘導でST上昇を呈するが，右冠動脈閉塞のようにIII誘導有意なST上昇はみられず，II誘導とIII誘導は同等もしくはII誘導有意

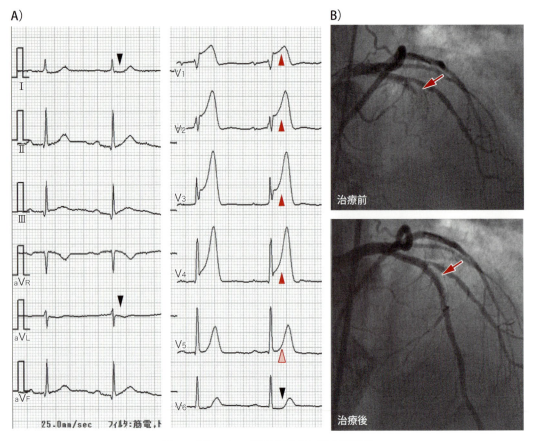

図2 症例1の12誘導心電図と冠動脈造影

なST上昇をきたす．後壁のみを栄養している場合，ST上昇は認めず，鏡面像としての胸部誘導のST低下を認めるのみである．

> **症例3**
>
> 左回旋枝のSTEMIである．下壁誘導のST上昇（図4A▲）を認めるがⅢ誘導有意はなく，Ⅱ誘導有意もしくはⅡ誘導とⅢ誘導が同程度のST上昇である．またV1〜V4で鏡面像としてのST低下を認め（図4A▼）左回旋枝病変が疑われた．緊急冠動脈造影の結果，左回施枝中間部完全閉塞を認めPCIを施行，良行な拡張を得た．

6 左主幹部の閉塞

ほとんどの場合，ショックバイタル（Killip分類class Ⅳ[4]）となるため，悠長に心電図を読む時間はない．aVR（＞V1）のST上昇と広範な誘導のST低下，左室心筋が新たな脚ブロックをきたした場合に左主幹部の急性心筋梗塞を疑う．

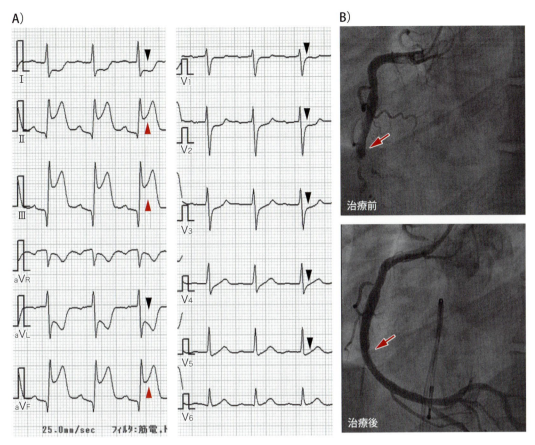

図3　症例2の12誘導心電図と冠動脈造影

症例4

　60歳代男性．突然の胸痛で搬送．血圧75/62 mmHgとショックバイタル．心電図では完全右脚ブロックおよび左軸変異と高度の心室刺激伝導系障害を認め，広範な左室心筋障害が疑われる（図5）．aV$_R$, aV$_L$のST上昇を認める．心電図変化は左前下行枝近位部閉塞でも説明がつくが，心エコー所見から左主幹部梗塞が疑われた．直ちにPCIを行い救命できたが，低左心機能となり心不全入院をくり返している．

●ここがポイント

胸部誘導は左前下行枝の心筋梗塞の診断に有用である．Ⅲ誘導は下壁（右冠動脈閉塞による）心筋梗塞，Ⅱ誘導は下壁（左回旋枝による）心筋梗塞，Ⅰ・aV$_L$・V$_5$・V$_6$は側壁の虚血の診断に用いる（図6）．

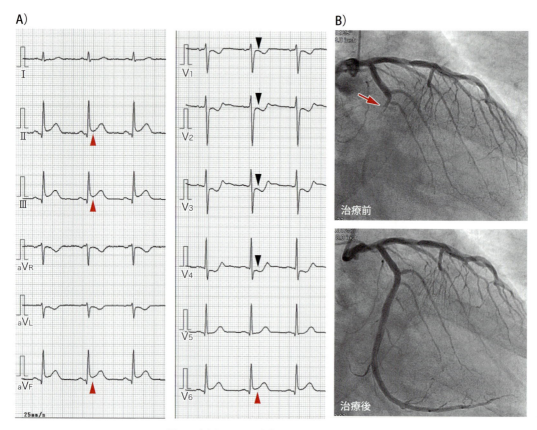

図4　症例3の12誘導心電図と冠動脈造影

4. STEMIの合併不整脈

1 徐脈性不整脈

　房室ブロックや右冠動脈（時に左回旋枝）の閉塞による洞性徐脈が原因で生じる．機序としては下壁梗塞による副交感神経刺激（Bezold-Jarisch反射）がきっかけと考えられる．超急性期に出現した徐脈は血行再建後に改善することが多いが，超急性期を過ぎて血行再建した徐脈は改善まで数日を要することが多い．

> ### 症例5：完全房室ブロック
> 　80歳代女性．右冠動脈中間部のSTEMI．下壁誘導（特にⅢ誘導）でST上昇（図7A▲）と完全房室ブロックと房室接合部調律で救急受診となった．来院時の収縮期血圧は60 mmHgで直ちにPCIを行った．血行再建（図7B➡）直後から完全房室ブロックは改善し，正常洞調律に復帰した．

> ### 症例6：洞不全症候群
> 　70歳代女性．前日からの嘔気があり，気分不良で動けなくなり救急搬送．下壁誘導（特にⅢ誘導）でST上昇（図8A▲），洞停止と20回/分の房室接合部調律で受診となった．直ちにPCIを施行（図8B➡）したが，洞停止は術翌日まで遷延した．

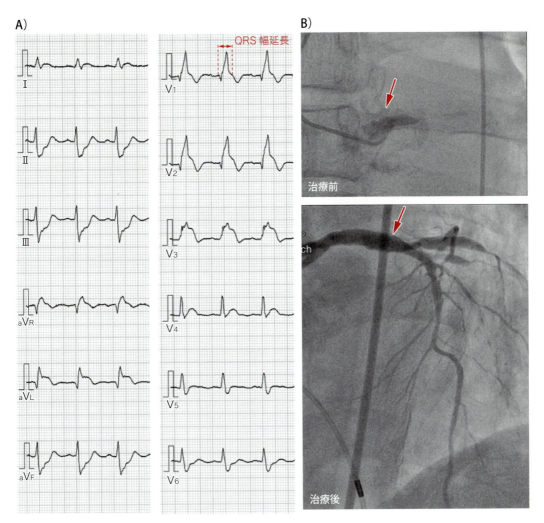

図5 症例4の12誘導心電図と冠動脈造影
完全右脚ブロックと左軸偏位を認め，QRS幅0.175秒（正常値0.120秒）と著明に延長し，高度の心室の伝導障害を認める

2 心室性不整脈

　急性心筋梗塞では，常に心室頻拍（図9A），心室細動（図9B）といった致死性不整脈が出現する危険性がある．心筋梗塞急性期は非リエントリー性の心室頻拍・心室細動が問題になり，血行再建されず慢性期に至った症例ではリエントリー性心室頻拍が問題になる．心室期外収縮（premature ventricular contraction：PVC）は単発であったとしても，R on Tから致死性不整脈の契機となる危険性があるためcoupling intervalが短いもの（直前のR波との距離が短いPVC）や，QTが延長しているケースでは特に注意が必要である．

　血行再建が成功してもこれらの不整脈出現の可能性があるため，CCUでの厳重な管理が重要である．

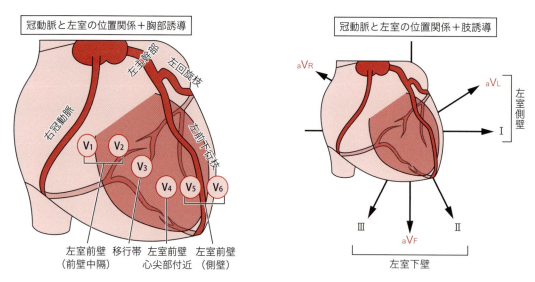

図6 胸部誘導，肢誘導と解剖学的位置関係

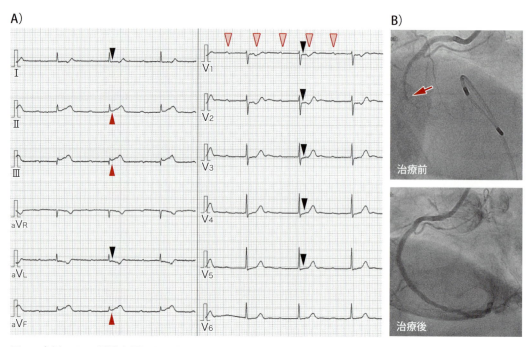

図7 症例5の12誘導心電図と冠動脈造影
下壁誘導でST上昇とⅠ誘導，aVL誘導，V1～V5で鏡面像としてST低下を認めた（▼）．V1誘導でQRS波形と解離したP波（▽）を認め，完全房室ブロックを認めた

5. N-STEMI

　非ST上昇型心筋梗塞（N-STEMI）は，ST上昇をきたさないAMIの総称であり，定義上はSTEMIまでいかないようなAMI，すなわち**心内膜下梗塞**とされている．心電図では，ST上昇がなく（ST低下やT波の逆転，またはその両方，時に正常心電図），冠動脈病変があり心筋逸脱酵

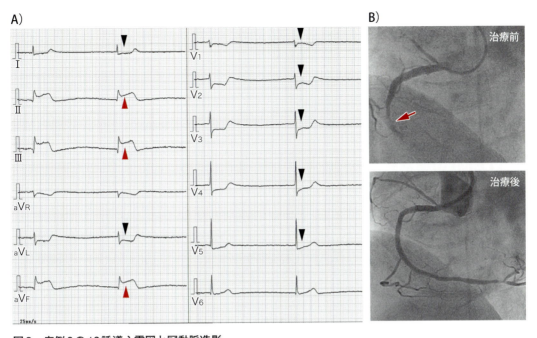

図8 症例6の12誘導心電図と冠動脈造影
下壁誘導でST上昇とI誘導，aVL誘導，V1〜V5誘導で鏡面像としてST低下を認めた（▼）．また，P波がみられず洞停止と考えられた

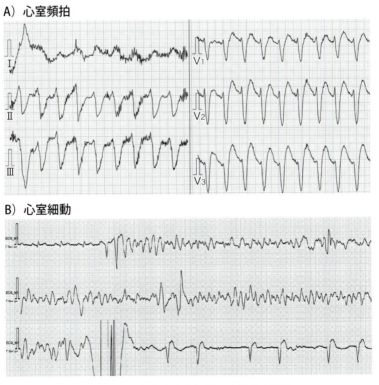

図9 心室頻拍と心室細動の典型的な波形

素が上昇した場合，N-STEMIと診断される．

ST上昇をきたさないAMIの代表は**後壁心筋梗塞**である．また，心エコーでも壁運動異常を指摘できないような枝の閉塞や，左主幹部梗塞，多枝疾患の心筋梗塞も心電図上は非ST上昇型の形をとることがある．ゆえに，実臨床では軽症なAMIから最重症なAMIまでが含まれることになる（実例は症例問題参照）．

6. STEMIの鑑別診断

1 早期再分極

左室心筋が興奮（脱分極）したあとの興奮が冷める過程（再分極）が早く起こるために，STが上昇しているように見える良性の所見である．健常人の5〜10％にみられ若年男性に多い．近年では早期再分極のなかにJ波症候群という疾患概念が提唱され注目されている．J波症候群の心電図では，**胸部誘導や下壁誘導で上に凸のST上昇を認め鏡面像であるST低下がない**．

2 急性心膜炎

ほとんどがウイルスによるもので先行する感染症がある．胸痛は左肩に放散し，深呼吸や臥位，咳嗽で悪化することが特徴で，症状からも急性心筋梗塞との鑑別は容易である．心電図では，**aVRを除く全誘導でST上昇，またPRが低下する**．これまで述べたST上昇の部位別診断が困難であることも心膜炎を疑う所見となる．

> **症例7**
>
> 22歳男性．感冒様症状の3日後に胸痛が出現した．心電図ではほぼ全誘導でのST上昇（図10▲）をきたし鏡面像を認めない．下壁誘導では典型的なPR低下（図10▼）を認める．NSAIDsとコルヒチン内服により徐々に胸痛と心電図異常は改善した．

3 たこつぼ型心筋症

感情的ストレス，身体的ストレスから冠動脈走行からは説明できない**左室壁運動異常をきたす疾患**である．約2，3割は誘因がない．90％が女性で，約50％に安静時胸痛が出現する．急性心筋梗塞との鑑別が非常に困難かつ重要である．左心機能が高度に低下するがCPK（クレアチンホスホキナーゼ）の上昇が軽微である．心電図異常としては，約1/3がST上昇，約1/3が**巨大陰性T波**，約1/3が非特異的ST-T変化（正常心電図を含む）と報告されている．

> **症例8**
>
> 胸痛を主訴に救急搬入となった80歳代女性．明らかな誘因はなかった．冠動脈造影では有意狭窄はなく，左室造影では左室心尖部のみの無収縮を認めた（図11B）．CPK上昇は274 U/Lまで．第7病日には左室壁運動は正常化した．

4 左室瘤

左室瘤では**異常Q波のある誘導において遅発性のST上昇をきたす**．慢性期にST上昇が遷延している症例では心室瘤をまず疑う．心室瘤は左室リモデリングの結果生じる．一般的に緊急性は

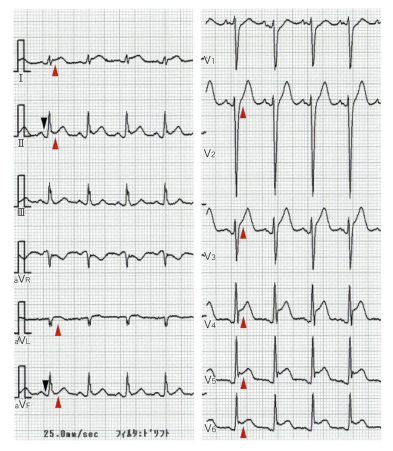

図10　症例7の12誘導心電図

なく，左室リモデリング抑制薬（ACE阻害剤やβ遮断薬など），抗凝固療法（左室血栓予防）などを検討する．

症例9

80歳代の男性．STEMIの診断で左前下行枝中間部にPCIを行い成功したが，その後，徐々にV₂～V₅誘導でSTが上昇した（図12A▲）．左室心尖部は瘤を呈しており，第5病日にショックとなった．急性期に生じた心尖部瘤から左室自由壁破裂（図12B）をきたし心タンポナーデを発症したと考えられた．

おわりに

AMIの心電図の読み方のコツとさまざまなピットフォールを述べた．異常に気づくためには正常心電図を含め，可能な限りたくさんの心電図を読むことが重要である．自分が担当する患者さんの心電図は，自動心電図診断を読むだけではなく，実際の波形を見て所見の意味をよく考えるようにしてほしい．本項がこれから諸君が出会う胸痛患者さんの心電図を迅速に正しく読める一

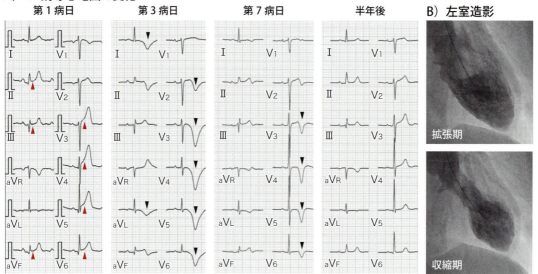

図11 症例8の12誘導心電図と左室造影
前胸部誘導を主とするST上昇（▲）は巨大陰性T波（▼）となり半年後に正常化した．第1病日に行った冠動脈造影では有意狭窄なく左室造形で心尖部無収縮を認めた

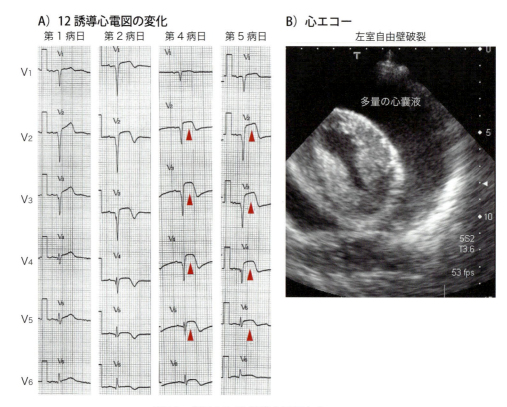

図12 症例9の12誘導心電図と心エコー

助になれば幸いである.

文献・参考文献

1) 「Braunwald's HEART DISEASE 10th edition」(D.L.Mann, et al), pp136-148, Saunders, 2015
   ↑循環器内科医のバイブル.
2) 日本循環器学会：循環器病の診断と治療に関するガイドライン（2012年度合同研究班報告）ST上昇型急性心筋梗塞の診療に関するガイドライン（2013年改訂版），2013：http://www.j-circ.or.jp/guideline/pdf/JCS2013_kimura_h.pdf（2019年2月閲覧）
3) Kosuge M & Kimura K：Clinical implications of electrocardiograms for patients with anterior wall ST-segment elevation acute myocardial infarction in the interventional era. Circ J, 76：32-40, 2012
4) Killip T 3rd & Kimball JT：Treatment of myocardial infarction in a coronary care unit. A two year experience with 250 patients. Am J Cardiol, 20：457-464, 1967

（細木信吾）

第1章 これだけは知っておきたい！心電図を読むための基本

3. 絶対に見逃してはならない波形 〜心室不整脈編

小川正浩

> **Point**
>
> - 心室不整脈は，通常は頻拍の興奮頻度が高く（心拍数が多く），QRS波形が多形性となるほど，血圧低下や血行動態の破綻など致死的不整脈に移行しやすい．一方，器質的心疾患により心機能低下（心不全）が存在すれば，心室興奮頻度が必ずしも高くなくても，血行動態に破綻をきたす場合があり発作時のバイタルサインのチェックは必須である
>
> - 心室頻拍・細動により血行動態が破綻すれば，電気的除細動や心肺蘇生が必要となるが，電気的除細動により一端頻拍や細動が停止しても，再発をくり返す場合（electrical storm）には，薬物治療（静注β遮断薬・アミオダロンなど），深鎮静など頻拍停止や再発予防のための治療を必要とする
>
> - wide QRS tachycardia中の房室解離のみならず，肢誘導の北西軸，胸部誘導がコンコーダントパターン（QRSの極性がすべて上向きまたは下向き）である場合や頻拍時に出現するV_6誘導の下向きの振れ（Q波やS波）が深いときは心室頻拍の可能性が高い

はじめに

　心室不整脈は，His束およびHis束以下の心室筋から発生する不整脈であり，臨床的には発生頻度や興奮頻度などの違いから**心室期外収縮**（premature ventricular complex：PVC），**心室頻拍**（ventricular tachycardia：VT），**心室細動**（ventricular fibrillation：VF）に分けて取り扱う．VTはPVCが3回以上連続して発生するものをさし，明らかな器質的心疾患がない**特発性**と心筋梗塞など虚血性心疾患や心筋症などの器質的心疾患に伴い発生した**続発性**のものに大別できる．VTは30秒以下のものは**非持続性**，30秒以上のものが**持続性**に分類される．持続性VTは，血行動態の破綻を伴うことが心配されるが，心機能正常例で心拍数150回/分以下程度の持続性単形性VTであれば，必ずしもすぐには血行動態の破綻を伴うことはない．一方，心室興奮頻度が高くQRSの形態が変化する多形性VTや崩れるようなVFは，持続すれば血行動態の破綻を伴うため電気的（直流）除細動や心肺蘇生を必要とする．器質的心疾患や心機能低下に伴うVTでは，心拍数が速くない場合でも，血行動態の悪化や低下を伴い，致死性不整脈となることがある．器質的心疾患例では心筋組織の線維化など広く不整脈基質が形成され，不整脈そのものの発生頻度が高い一方で治療抵抗性のものが多いため注意を要する．

　wide QRS tachycardiaは，QRS幅が広い（通常120ミリ秒以上）心拍数100回/分以上の頻拍をさし，その内容は，心室頻拍，心房頻拍・心房粗動・心房細動や上室頻拍の変行伝導や顕性

WPW（Wolf-Parkinson-White）症候群やMahaim束など副伝導路症候群によるもの，またそれに心房頻拍・粗動・細動が合併した場合があげられる．

1. wide QRS tachycardiaを見つけたら

1 まず意識状態，バイタルサインや血行動態のチェック

臨床の現場でwide QRS tachycardiaに遭遇した場合，まず**意識状態，バイタルサインや血行動態の状態をチェック**する．血行動態が破綻し，意識状態が悪化している場合は，電気的除細動や心肺蘇生を施行する．血行動態や意識状態などが安定している場合，心電図や心エコーなどで心筋梗塞や心筋症などの器質的心疾患の存在や心機能低下の有無をチェックし，急性ないしは慢性の虚血や電解質異常などの増悪因子がないか，あればできるだけそれらの異常を解除する必要がある．

2 できるだけ12誘導心電図を記録する

血行動態が破綻している多形性VTやVFであれば電気的除細動や心肺蘇生を施行することは論をまたないが，血行動態が安定していれば，慌てることなくできるだけ**12誘導心電図を記録する**こと．頻拍の発生様式や鑑別，発生部位の同定に有用で後の治療に役立つ．急性期の心電図記録がなければ12誘導ホルター心電図を活用するのも有用である．

2. wide QRS tachycardiaの鑑別

1 P波とQRS波の関連

P波とQRS波がそれぞれ独立して興奮する房室解離が検出されればVTと診断できる（図1）．ただし，刺激伝達系の逆伝導（心室→心房）があれば，P波がQRSと対応することがある．また，頻拍中の洞調律が正常房室伝導を介して心室興奮をする融合収縮がみられればVTと診断できる．

2 QRS波形からの鑑別

① 頻拍中の左脚ブロックパターンで右軸偏位を呈する場合，またQRS軸が北西軸（－90°〜180°）の場合はVTの可能性が高く，洞調律時と同様の脚ブロックパターンを呈する場合や右脚ブロックパターンで正常軸の場合は心房ないしは上室頻拍での変行伝導の可能性が高いと考えられる．
② wide QRS tachycardia中の胸部誘導での特徴として，QRSがすべて上向きないしは下向きのコンコーダントパターンのときはVTである可能性が高い．
③ 通常の脚ブロックのパターン（右脚ブロックのときV_1：rSR型・V_6：RsないしqRs型，左脚ブロックのときV_1：rSないしQS型・V_6：RないしRR'型）と異なる場合はVTの可能性が高い．言い換えれば，wide QRS tachycardiaの胸部誘導でのQRS波形の形態で，右脚ブロックパターンの際にV_1で単相性qR・RS・Rsr型で，V_6でQSないしrS型を呈する場合，左脚ブロックパターンの際にV_6のrS・QR・QS型の場合はVTの可能性が高い（表）．

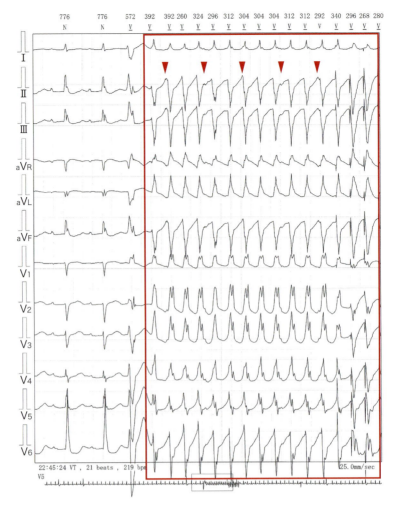

図1 陳旧性下壁心筋梗塞後心不全患者（72歳男性）における単形性心室頻拍（VT）

12誘導ホルター心電図記録で，右脚ブロック＋上方軸型wide QRS tachycardia（☐）の自然発作が出現し，すでに植え込まれていた植込み型除細動器からの抗頻拍ペーシング機能により頻拍は停止している．▶はP波を示しており，このwide QRS tachycardiaは，房室解離が明らかで，頻拍中のV6誘導はrS型であり，単形性VTに矛盾しない

●ここがピットフォール

wide QRS tachycardiaの房室解離所見があればVTを示唆するが，心電図上わかりづらい場合も多い．頻拍中のQRS形態の変化（融合収縮がある場合）や通常の脚ブロックと異なるパターンを呈しているときVTの可能性大である．頻拍中の心室興奮の心房への逆伝導（逆行性P波）の存在もVTの可能性が高い．

表　脚ブロックパターンによるVTの診断

		V₁	V₆
脚ブロック・変行伝導	右脚ブロック		
	左脚ブロック		
心室頻拍	右脚ブロックパターン		
	左脚ブロックパターン		

●ここがポイント

wide QRS tachycardiaの鑑別に，可能であれば洞調律時のQRS波形との比較は基本である．wide QRS tachycardiaの胸部誘導はコンコーダントパターン（QRSの極性がすべて上向きまたは下向き）である場合や頻拍時に出現するV₆誘導の下向きの振れ（Q波やS波）が深いとき，VTの可能性が高い．

3. QT延長症候群

　QT延長（long QT：LQT）により心室再分極過程の不均一性が悪化し，心室筋の早期後脱分極により，心室期外収縮から**TdP**（torsade de pointes）が発生する．QT延長は**先天性**（一次性）と**後天性**（二次性）に大別される．先天性LQTsの遺伝子変異の診断率は50～70％で，遺伝子診断できたもののうちLQTs1は約35％，LQTs2は約35％，LQTs3は約10％の頻度である．LQTs1であればIKs，LQTs2であればIKrの外向き電流の減少（loss of function），LQTs3であればlate INaの内向き電流の増加（gain of function）により活動電位持続時間が延長し，QT時間が延長する．さらに，いずれも活動電位のプラトー相での内向きCaチャネルが再活性化することで早期後脱分極を生じ，TdPが発生すると考えられている．

　二次性の原因としては遺伝的素因，女性，高齢者，洞不全症候群や完全房室ブロックなどの徐脈，低カリウム血症や低マグネシウム血症などの電解質異常，抗不整脈薬，抗生物質などの薬剤性などがあげられる．治療として一次性のLQTs1ないしは2の場合，交感神経活動優位でTdPが発生しやすいためβ遮断薬（プロプラノロール，ナドロール）が第一選択となる．安静時など副交感神経活動優位でTdPが発生しやすいLQTs3が疑われた場合はβ遮断薬に加え，メキシレチンを考慮する．**二次性は，QT延長を引き起こしている原因を改善させる**ことが重要で，ペースメーカやイソプロテレノールの静注による徐脈の解除，血液電解質の補正や原因薬剤の中止を施し対処する（図2，3）．

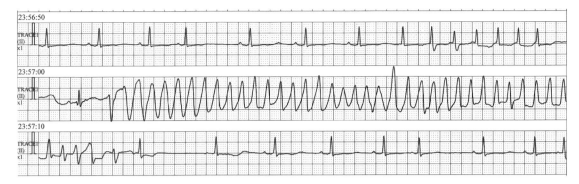

図2　QT延長症候群の症例
心拍数155回/分の心房頻拍のため，左室収縮不全となり，アミオダロン200 mg/日の内服を開始された二次性QT延長症候群の70歳女性．洞調律に復したが，アミオダロン内服4日後，夜間に先行RR間隔のばらつき（short-long-short）がみられQT延長からTdPを発症しその後に自然停止した．アミオダロン内服は直ちに中止し，ペーシングによる徐脈の解除でTdP発症は予防された．その後TdPの再発はなく，PAT（proxysmal atrial tachycardia：発作性心房頻拍）に対してはカテーテルアブレーションを施行した

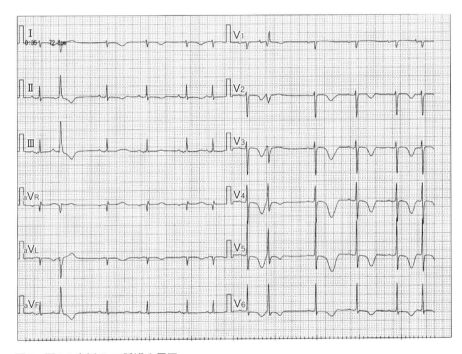

図3　図2の症例の12誘導心電図
同時期に記録された12誘導心電図ではQT延長と心房期外収縮による休止期でRR間隔が延長し，直後にQT延長の顕性化がみられる．モニター心電図でのII誘導で，QT延長が判別しにくいときがあるが，12誘導心電図の胸部誘導（側壁誘導）は明瞭になることがあるため，できるだけ12誘導心電図を記録し判断することを勧めたい

4. Brugada症候群

　Brugada症候群は右側前胸部誘導において，特徴的なST上昇（coved型J点0.2 mV以上）を呈し，臨床的にはことに安静時や睡眠時などにVFなど心室頻脈性不整脈による突然死を引き起こす疾患群である．くり返す心室細動発作（electrical storm）時などでは，その抑制にイソプロテレノールの静注が有用であることが多い．VFの発生リスクが高い例また二次予防として，植込み型除細動器の適応になる（図4～6）．

> ●処方例
> ・ベプリジル（ベプリコール®）：100～200 mg/日
> ・キニジン：300～600 mg/日

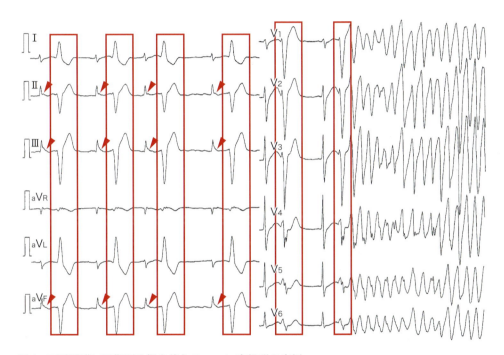

図4　下壁誘導に早期再分極を伴うBrugada症候群の症例
　52歳男性．深夜にVFを発症した際に記録された12誘導心電図．心房細動，単形性心室期外収縮（☐）（左脚ブロック＋上方軸：右室流入路起源が推定される連結期384ミリ秒）の二段脈が引き金のVF，下壁誘導に認める早期再分極（ST部▶）は先行するRR間隔の変化とともに変化している．右側前胸部誘導（V₁，V₂）のST上昇は認めない．文献1より引用

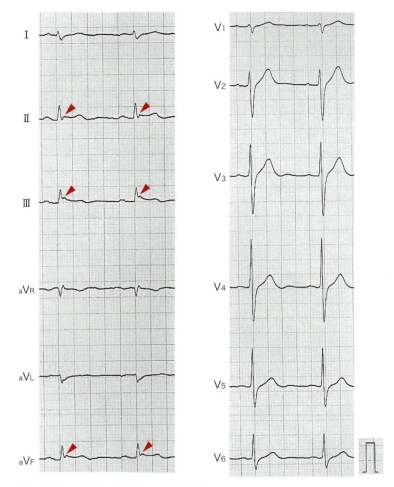

図5　図4の症例の安静時12誘導心電図
安静時12誘導心電図は，心拍数60回/分で下壁誘導（Ⅱ Ⅲ aVF）で早期再分極（▶）を認める．文献1より引用

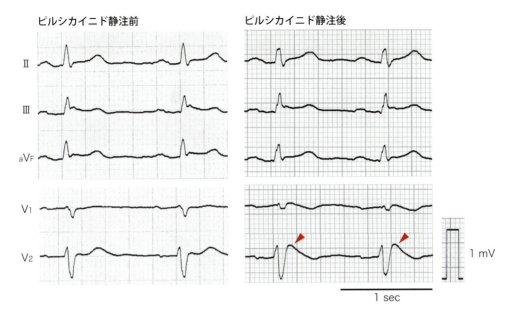

図6 図4の症例における下壁誘導と右側前胸部誘導でのピルシカイニド静注前後比較
この症例におけるピルシカイニド50 mg静注前後の下壁誘導（ⅡⅢ aVF）と右側前胸部誘導（V₁とV₂）の変化を比較する．下壁誘導ではJ波およびST部の変化を認めないが，右側前胸部誘導のV₂誘導においてcoved型ST上昇（▶）が誘発された．これにより，この症例は，早期再分極症候群とともに，Brugada症候群の不整脈基質を併せもつ症例であるといえる．文献1より引用

5. J波症候群

　下壁誘導や側壁誘導の2誘導以上で0.1 mV以上のJ点の上昇もしくはJ波を認める心室細動既往例をJ波症候群（**早期再分極症候群**）と呼ぶ．電気生理的にBrugada症候群と不整脈基質の解剖学的局在が異なるが類似した疾患群であるとの考え方があり，Brugada症候群において早期再分極を合併すると不整脈イベント発生リスクが高いとされている．一方，診断としてNa遮断薬を投与した場合，J波やST部の変化が2つの症候群（右側前胸部誘導と下側壁誘導）間で異なっていることが報告[2]されており，相違もある．治療として，Brugada症候群と同様，くり返す心室細動発作の予防にイソプロテレノールが有効である場合が多いとされる．VFの二次予防として，植込み型除細動器の適応になる．

文献・参考文献

1) Ogawa M, et al：Spontaneous onset of ventricular fibrillation in Brugada syndrome with J wave and ST-segment elevation in the inferior leads. Heart Rhythm, 2：97-99, 2005
2) Kawata H, et al：Effect of sodium-channel blockade on early repolarization in inferior/lateral leads in patients with idiopathic ventricular fibrillation and Brugada syndrome. Heart Rhythm, 9：77-83, 2012

（小川正浩）

第1章 これだけは知っておきたい！心電図を読むための基本

4. リズムの診断〜上室不整脈編

宮﨑晋介

Point

- 日常臨床において頻脈性上室不整脈に遭遇する頻度は高い
- 頻脈性上室不整脈は発作性上室頻拍症・心房粗動・心房細動を鑑別する
- ほとんどの上室不整脈はカテーテルアブレーションにより治療可能である

はじめに

　頻脈性上室不整脈は日常臨床，救急の現場でよく遭遇する不整脈である．一方，近年の専門細分化によって循環器内科以外の医師が初療にあたる機会は減少しており，初診医からコンサルテーションを受けることも多い．ここでは一般内科医が知っておくべき遭遇する頻度の高い頻脈性上室不整脈の機序，心電図の特徴，救急での治療について概説する．

1. 発作性上室頻拍症（PSVT）

　発作性上室頻拍症（paroxysmal supraventricular tachycardia：PSVT）は，突然始まり（sudden onset），突然停止（sudden termination）し，心房をその回路に含む頻拍症の総称である．機序に基づいて以下の3つ（**1**〜**3**）に分類されるが，90％以上の症例は房室結節リエントリー性頻拍（atrioventricular nodal reentrant tachycardia：AVNRT）か房室回帰性頻拍（atrioventricular reciprocating tachycardia：AVRT）である．どの世代においても認めるが，女性のPSVTはAVNRTであることが多い．

・症状

　突然始まり，突然停止する動悸を主訴とする．幼少期から発作を有する患者では自分で止め方（冷たい水を飲むなど）を知っていることも多い．脈拍が突然大きく変化するために強い動悸で救急外来を受診する患者も多く，高齢者では胸痛を主訴にすることもある．頻拍の起こり始めに一過性の血圧低下でふらつきを訴えることもある．持続時間が短いと病院受診時にすでに停止しており診断がなかなかつかないことも多い．

● **ここがピットフォール**

胸痛を主訴に救急外来を受診し受診時頻拍が停止していると狭心症と誤診して冠動脈造影をされることもある．またうつ病と診断されて精神科に通院している患者も時に認める．

● **ここがポイント**

病歴での発作性心房細動との鑑別ポイントは，心房細動は突然始まるが，停止したタイミングは不明瞭なことが多いため，「止まった瞬間がいつだかわかりますか？」と尋ねるとよい．

・**12誘導心電図**

QRS幅の狭いnarrow QRS tachycardiaであり心拍数は120〜220回/分であることが多い．RR間隔は規則正しく，正常洞調律のP波（下壁誘導陽性，Ⅰ誘導陽性）は認めない．またQRS波形は洞調律時と頻拍時で同一である．ただし変行伝導を伴うと脚ブロック波形となりwide QRS tachycardiaとなる（右脚の方が左脚よりも不応期が長いため右脚ブロック波形が多い）．

・**発作時の処置**

余裕があれば古典的であるがバルサルバ負荷や（血管雑音などの禁忌がなければ）頸動脈洞マッサージなどの迷走神経刺激を試してもよい．しかし，効果は限定的である．停止させるにはATP急速静注またはベラパミル（ワソラン®）を緩徐に静注する．AVNRTかAVRTであれば，頻拍回路に房室結節を含むために頻拍は停止する．

ATPは使用前に喘息の既往がないことを確認してから（喘息発作を誘発することがあるため禁忌），10 mg急速静注する．数秒の房室ブロック・徐脈を認めることがあるが長引くときは患者に咳をしてもらうとよい．ワソラン®は2.5〜5 mgを生理食塩水20 mLに希釈して5分程度でゆっくり静注する．稀に上記で頻拍がいったん停止してもくり返し頻拍が再発することがあるが，この場合はⅠ群抗不整脈薬を投与する．Ⅰ群薬使用の前には可能であれば心エコーで低心機能でないことを確認したい．

後日，循環器内科外来受診（可能であれば不整脈専門医）を指示する．機序を問わずカテーテルアブレーションのよい適応であり，95％以上の症例では根治可能である．

PSVTは以下，3つに分類される．

1 房室結節リエントリー性頻拍（AVNRT）

房室結節に伝導特性の異なる速伝導路（fast pathway）と遅伝導路（slow pathway）の2つの伝導路（二重伝導路）があることによって起こる頻拍であり，ほとんどは順行伝導が遅伝導路，逆伝導が速伝導路を介する頻拍である．回路が房室結節にあるため頻拍中は心房と心室がほとんど同じタイミングで興奮する．したがって逆行性P波はQRS波に埋没して同定できない，あるいはQRS波の直後に認める．PSVTのなかでは最も頻度が高く女性に多い．

● **ここがポイント**

頻拍中と洞調律時の心電図を比較し，特にV₁誘導を比較するとわかりやすい．頻拍中のみQRS直後に陽性の逆行性P波を認めることが多い．

2 房室回帰性頻拍（AVRT）

副伝導路が存在することによって起こる頻拍であり，ほとんどは順伝導が房室結節，逆伝導が

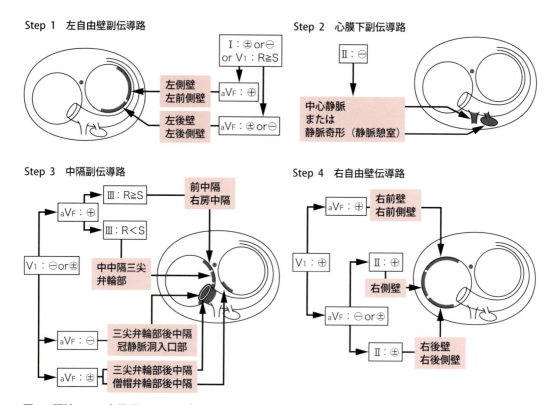

図1　顕性WPW症候群におけるデルタ波による副伝導路部位診断
デルタ波の極性から予測される副伝導路部位を示す．Step 1から4の順に診断する（図2参照）．
文献1より引用

　副伝導路を介する心房と心室間の頻拍である．副伝導路が順伝導も有していればデルタ波を認める顕性WPW（Wolf-Parkinson-White）症候群であり，洞調律時の心電図で確認可能である．ほとんどのAVRT症例は副伝導路は逆伝導のみであるため，洞調律時にはデルタ波は認めない．顕性WPW症候群は健診の発達した日本においては多くの患者はどこかで指摘されるため，患者自身が自覚しており病歴でわかることが多い．顕性WPW症候群ではデルタ波の形態から副伝導路部位を予測できる（図1～3）．AVNRTと比べて回路が大きく心房の興奮は心室と時相がずれるため，12誘導心電図では逆行性P波がQRS波の後ろのST-T波に重なり同定されることが多い．心房は弁輪側から興奮するので，下壁誘導では陰性P波を呈する．PSVTのなかではAVNRTと並んで頻度が高い．

> **●ここがポイント**
> 顕性WPW症候群のデルタ波の大きさは副伝導路と房室結節の位置と伝導速度の相対的な関係で決まるため，一般的に右側副伝導路はデルタ波が大きく左側副伝導路は小さい．

3 心房頻拍（AT）（図4）

　心房頻拍（atrial tachycardia：AT）はさまざまな機序のものを含むが，両心房のいずれかの部位を起源とした頻拍である．PSVTのなかでは10％以下で頻度は低い．ATPやワソラン®への感受性のある頻拍ではこれらの投与により停止するが，感受性がなければ房室ブロックが起きて

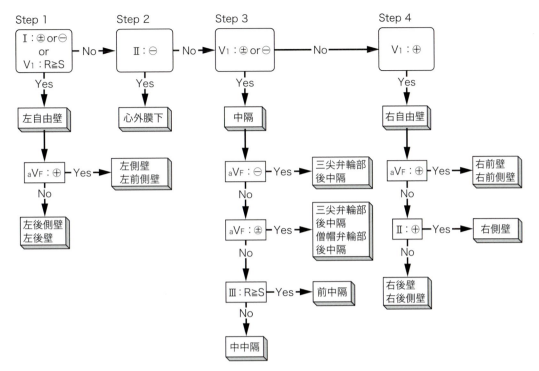

図2　図1の診断の流れ
12誘導心電図から実際にどのような手順で局在を同定するかを示す（図1のStep 1〜4に相当）．
文献1より引用

も頻拍は停止せず持続する．12誘導心電図ではP波はQRS波に先行し，その波形は起源により異なる．P波形がきれいに見える症例ではその起源を推定することが可能である（図4，5，表）．頻度が高いのは右房分界稜，三尖弁輪，冠状静脈洞，肺静脈起源などである．

2. 心房粗動（AFL）

心房粗動（atrial flutter：AFL）の多くは，通常型心房粗動であり，右心房の三尖弁輪の周りを反時計方向に旋回する頻拍である．心房細動とは異なり回路が安定しているため，いったん起こると持続し停止しづらい．心房細動（atrial fibrillation：AF）に合併することも多く，AF症例にI群抗不整脈薬を投与するとAFLに移行することも多い．したがって抗不整脈薬を投与しても停止しづらい頻拍である．ATと同様にATPやワソラン®の投与により房室ブロックとなっても頻拍は持続する．

・12誘導心電図

基線は下壁誘導にてF波と呼ばれる規則正しい鋸歯状波を認めるため一般に診断は容易である．心房レートが速いために心室には1：1，2：1で伝導することは少ないが，房室伝導比がよく2：1伝導になるとF波がわかりにくくなり，ほかの頻拍との鑑別を要することがある．ATP投与により房室ブロックとなると鮮明なF波を観察できる．

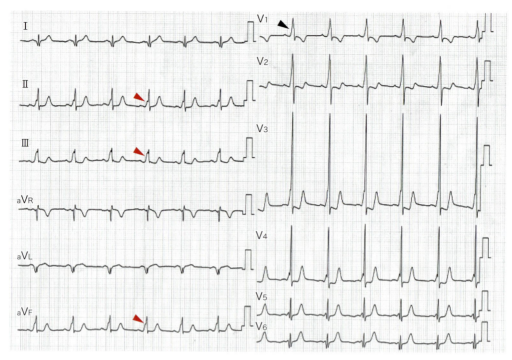

図3　顕性WPW症候群の一例
12誘導心電図にてデルタ波を認めV₁で陽性（▶），下壁誘導（Ⅱ，Ⅲ，aV_F，▶）でも陽性であり，Step 1より左側前壁から側壁の副伝導路と診断される．アブレーション治療にて左側壁の副伝導路を離断しデルタ波，PSVTともに消失した

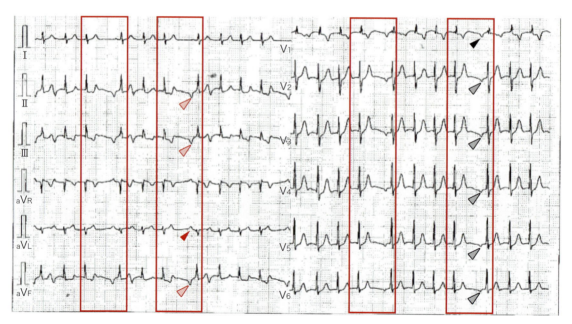

図4　心房頻拍の一例
12誘導心電図では房室ブロック時も頻拍は持続（□）しておりAVRTは否定される．T波と重ならないブロック時のP波をみると，V₁誘導陰性（▶）で右房起源，さらに胸部誘導（▷），下壁誘導（▷）陰性，aV_L陽性（▶）であり三尖弁輪起源ATと診断される．アブレーション治療では三尖弁輪5時への通電で頻拍は消失した

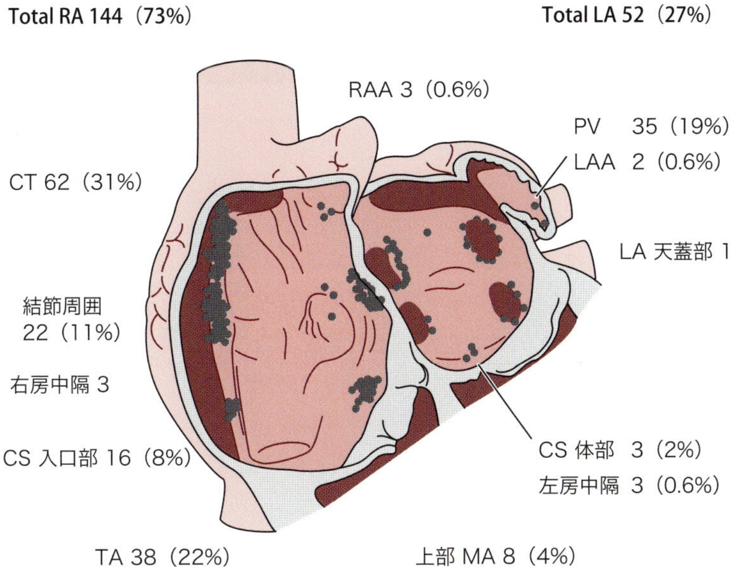

Total RA 144（73%）　　　　　　　　　　　　Total LA 52（27%）

RAA 3（0.6%）
PV　35（19%）
LAA 2（0.6%）
CT 62（31%）
LA 天蓋部 1
結節周囲 22（11%）
右房中隔 3
CS 体部 3（2%）
CS 入口部 16（8%）
左房中隔 3（0.6%）
TA 38（22%）　　　　上部 MA 8（4%）

図5　心房頻拍の局在（196ATの局在とその割合を示す）
房室弁輪は取り除かれている．CS：coronary sinus（冠静脈洞），CT：crista terminalis（分界稜），LA：left atrium（左心房），LAA：left atrial appendage（左心耳），MA：mitral annulus（僧帽弁輪），PV：pulmonary vein（肺静脈），RA：right atrium（右心房），RAA：right atrial appendage（右心耳），TA：tricuspid annulus（三尖弁輪）．
文献2より引用

表　P波形による心房頻拍の起源の診断

心房頻拍起源		P波極性	感度	特異度	陽性的中率	陰性的中率
心房部位						
右房		V_1 ＋/－または－	69％	100％	100％	66％
		aV_L ＋	58％	85％	87％	54％
		Ⅰ＋	67％	64％	76％	53％
		V_1 ＋/－または－，かつaV_L＋	37％	100％	100％	47％
左房		V_1 ＋または－/＋	100％	81％	76％	100％
		aV_L －	62％	73％	57％	76％
		Ⅰ－または iso	60％	68％	53％	74％
		V_1 ＋または－/＋，かつaV_L－	58％	95％	88％	79％
解剖学的部位						
分界稜		V_1 ＋/－（または頻拍中・洞調律中とも＋），かつⅠ＋，Ⅱ＋，aV_R－	93％	95％	84％	98％
三尖弁輪		V_1 －，かつaV_L＋または iso	83％	97％	89％	95％
右肺静脈		V_1 ＋（二峰性でない）かつⅠ＋	87％	94％	65％	100％
左肺静脈		V_1 ＋（二峰性），かつⅠ－	82％	98％	88％	97％
僧帽弁輪上部		V_1 －/＋，かつaV_L－または iso	88％	99％	88％	99％
冠静脈洞入口部		V_1 ＋または iso/＋，かつⅡ－，Ⅲ－，aV_F－，かつaV_L＋	86％	98％	86％	98％
房室結節近傍・右傍中隔		V_1 iso	50％	100％	100％	97％

iso：基線上，＋/－：前半陽性・後半陰性の二相性，－/＋：前半陰性・後半陽性の二相性，iso/＋：前半基線上・後半陽性の二相性．
文献2より引用

> ● ここがポイント
>
> 内服歴のない症例において粗動周期は200ミリ秒前後のことが多いので，2：1房室伝導だと心拍150回/分前後になることが多い．

・発作時の処置

　2：1伝導など頻脈の際にはワソラン®などのカルシウム拮抗薬やβ遮断薬を投与すると，房室伝導比が下がるため脈拍をコントロールできる．心室拍数が速い状態で，脈拍コントロールをせずに，Ⅰ群抗不整脈薬を直接使用すると心房周期の延長，抗コリン作用による房室伝導促進（Ⅰa群抗不整脈薬）により，1：1伝導となり，逆に頻脈となってしまうことがある．通常は伝導比が下がると症状はなくなるため，その後に循環器内科外来受診を指示する．塞栓症のリスクの高い症例であれば抗凝固薬の投与を検討する．その場で停止させる必要性があれば電気的除細動を行う．

3. 発作性心房細動（AF）

　発作性心房細動（paroxysmal atrial fibrillation：AF）は心房内が無秩序に高頻度で興奮することによって起こる不整脈である．症状は発症した最初が強く，経時的に軽減されることが多い．加齢に伴い発症頻度は増加する．心房細動は孤発性に起こる症例も多いが二次的に起こることも多いため鑑別は重要である．特に**若年者では甲状腺機能亢進による心房細動の除外，また心不全による心房負荷による二次的心房細動の可能性**に注意する．二次性の場合には原疾患の治療が優先される．

・12誘導心電図

　基線はf波と呼ばれる細動波を認めRR間隔が不規則（絶対性不整脈）であることが特徴である．房室伝導が亢進し頻脈性心房細動になるとそのほかの頻拍症との鑑別が必要になる．通常は頻拍であってもRR間隔は不規則であるため鑑別可能である．もともと顕性WPW症候群を有しているとwide QRS tachycardiaになる（いわゆる偽性心室頻拍）が，やはりRR間隔が不規則であることで鑑別可能である．

・発作時の処置

　孤発性の頻脈性心房細動であればまず房室伝導を落とすことが第一であり，ワソラン®などのカルシウム拮抗薬やβ遮断薬を投与する．続いて頻拍停止をめざす場合はⅠ群抗不整脈薬を緩徐に静注する．低心機能症例ではⅠ群抗不整脈薬投与は禁忌であるので投与前に心エコーで心機能を確認したい．投与中に停止する症例もあるが，投与終了数時間後（帰宅後）に停止することも多い．発症48時間以内で症状が非常に強く，その場で停止が必要であれば，ヘパリン投与後に電気的除細動にて停止させる．偽性心室頻拍に対しては副伝導路の伝導抑制を要するためⅠ群抗不整脈薬を使う．房室伝導を抑制するワソラン®は禁忌である．薬剤，電気的除細動時には心房内血栓の有無の確認と抗凝固療法適応を考慮する．

> ● ここがピットフォール
>
> 最初からⅠ群抗不整脈薬を投与すると，心房興奮周期が延長するとともに心房粗動に移行した場合に，2：1または1：1心房粗動になり血行動態が破綻することがありうるので注意する．

おわりに

　頻脈性上室不整脈は直接命にはかかわらないので落ち着いて対応することが大切である．鑑別のポイントはP波の同定である．多くの上室不整脈がカテーテルアブレーションにより治療可能な時代となっているため，初期対応後は不整脈専門医へ紹介してもらいたい．

文献・参考文献

1) Arruda MS, et al：Development and validation of an ECG algorithm for identifying accessory pathway ablation site in Wolff-Parkinson-White syndrome. J Cardiovasc Electrophysiol, 9：2-12, 1998
　→デルタ波の極性から副伝導路部位を推定するのに最も広く用いられているアルゴリズム．
2) Kistler PM, et al：P-wave morphology in focal atrial tachycardia：development of an algorithm to predict the anatomic site of origin. J Am Coll Cardiol, 48：1010-1017, 2006
　→心房頻拍のP波形からその起源を推定するためのアルゴリズム．

（宮﨑晋介）

| 第1章 | これだけは知っておきたい！心電図を読むための基本 |

5. リズムの診断〜徐脈性不整脈編

髙木雅彦

> ● Point ●
> ・不整脈診断の基本である，P波とQRS波を同定する
> ・P波，QRS波いずれもが心拍数50回/分未満または突然消失してポーズを認める場合，洞不全症候群を疑う
> ・PQ時間が0.2秒（200ミリ秒）を超えている場合あるいはP波は規則的に出現しているがQRS波がそれより少ない場合，房室ブロックを疑う
> ・ペースメーカのモードを症例ごとに確認し，適切に作動している心電図を理解し，作動不全がないかどうかをチェックする

はじめに

徐脈性不整脈は，洞結節の機能異常や洞結節から心房への興奮伝播障害による**洞不全症候群**と，房室結節周辺の興奮伝播障害である**房室ブロック**に大別される．主に徐脈に伴う症状を有する場合，ペースメーカ植え込みの適応となる[1]．ペースメーカは時に作動不全を生じることがあり，適切に作動しているかどうかペースメーカ心電図から評価する必要がある．本項では，徐脈性不整脈の診断のポイントとペースメーカ心電図の正常作動と作動不全の心電図の特徴について述べる．

1. 洞不全症候群

1 Rubenstein分類

洞結節の興奮頻度の低下や洞結節から心房への興奮伝播障害のために，生体の需要に必要な心拍数を維持できない病態を洞不全症候群（sick sinus syndrome：SSS）と呼び，Rubenstein分類（表1）が広く用いられている．

2 心電図の特徴

1）Ⅰ型

Ⅰ型の診断には，心拍数50回/分未満の洞徐脈が持続していることが必要である．突然のポーズはない（図1）．洞徐脈かどうかの判断は，**P波の出現頻度が規則的であり，かつP波の形態が洞性P波であるかどうか**を確認する必要がある（図1▶）．洞結節由来の洞性P波はⅠ，Ⅱ，aVF

表1　Rubenstein分類

Ⅰ型	洞徐脈．明らかな原因（例えば甲状腺機能低下症など）がなく，1日中心拍数50回/分未満
Ⅱ型	洞停止または洞房ブロック
Ⅲ型	徐脈頻脈症候群．心房が高頻度で興奮する頻拍（心房細動，心房粗動，心房頻拍，発作性上室頻拍）が停止後に一過性に心停止をきたす

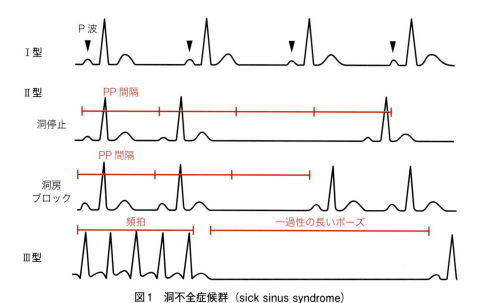

図1　洞不全症候群（sick sinus syndrome）

表2　洞房ブロックと洞停止の病態の違い

洞房ブロック	①洞結節にて生成された規則的な電気的興奮が心房へ伝播する際にブロック
	②心房以下の刺激伝導系に興奮が伝播せずP波，QRS波いずれも消失するが，洞結節の興奮生成の規則性が保たれている
	③ポーズの前後のPP間隔が，洞調律時のPP間隔のほぼ整数倍になる
洞停止	①洞結節での規則的な興奮生成ができなくなっている
	②洞結節の興奮生成が一過性に停止した際に，心房以下の刺激伝導系に興奮が伝播されずP波，QRS波いずれも消失する．洞結節の興奮生成の規則性が保たれなくなっている
	③ポーズの前後のPP間隔が，洞調律時のPP間隔の整数倍にならない

誘導で陽性であり，できれば12誘導心電図で確認することが望ましい．洞徐脈が診断できればそれが1日中持続しているかどうかをホルター心電図で確認する．洞不全症候群の診断には，2次的に洞徐脈をきたす疾患（甲状腺機能低下症など）や薬剤（β遮断薬など）を除外する必要がある．

2）Ⅱ型

　Ⅱ型の心電図の特徴は，それまで規則正しく出ていた洞調律が突然，P波，QRS波がいずれも一過性に消失しポーズをきたすことである．そのポーズの前後のPP間隔が，洞調律時のPP間隔のほぼ整数倍になっていれば**洞房ブロック**，整数倍になっていなければ**洞停止**と診断する（図1）．このような特徴の違いは，**洞房ブロックと洞停止の病態の違い**による（表2）．

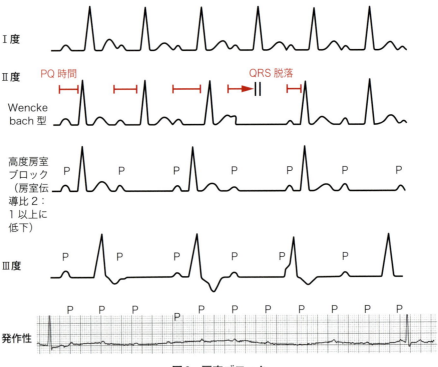

図2 房室ブロック

3）Ⅲ型

Ⅲ型の特徴は，心房が高頻度で興奮する頻拍（心房細動，心房粗動，心房頻拍，発作性上室頻拍）が停止後に一過性に長いポーズをきたすことである．長いポーズの前にこれらの頻拍が必ずあることを確認すれば診断は容易である（図1）．

> ● **ここがポイント**
> 洞不全症候群では，持続的な観察でその所見が得られやすいため，疑わしい症状を有する症例ではホルター心電図や植込み型心臓モニターの植え込みを考慮する．
>
> ● **ここがピットフォール**
> **P波を探せ！**
> 心電図上突然のポーズが出現した場合，P波，QRS波いずれも消失しているのか，P波だけあってQRS波が脱落しているかを判断する．前者は洞不全症候群，後者は房室ブロックあるいは心室に伝導されない心房期外収縮（blocked PAC）である．

2. 房室ブロック

房室ブロックは房室伝導が障害されることにより生じ，体表面心電図所見より以下のように分類される（図2）．

1 Ⅰ度房室ブロック

PQ時間が0.2秒を超えて延長するが，どれだけ延長しても心房・心室の伝導は維持されておりQRS波が脱落しない．

2 Ⅱ度房室ブロック

① Wenckebach型：PQ時間が徐々に延長し，ついにはQRS波が脱落するもの
② Mobitz Ⅱ型：PQ時間が変化せず，突然QRS波が脱落するもの
③ 高度房室ブロック：房室伝導比が2：1以上に低下したもの

3 Ⅲ度房室ブロック

完全房室ブロックとも呼ばれる．心房から心室への伝導が全くない状態で，心室は補充調律．P波とQRS波の関連はなくなり，P波数＞QRS波数となる．

4 発作性房室ブロック

ほとんどは正常洞調律で経過するが，突然房室伝導が途絶してQRS波が消失し，P波だけが連続する心電図となる房室ブロック．突然生じるため補充収縮を伴わないことが多い．

Ⅰ度房室ブロックおよびⅡ度房室ブロック（Wenckebach型）は，His束より上位に障害があることが多く，迷走神経の緊張が関与することもあり，器質的異常を伴わない機能的房室ブロックと考えられる多くの場合はペースメーカの適応とならない．

一方，Ⅱ度房室ブロック（Mobitz Ⅱ型，高度房室ブロック），Ⅲ度房室ブロック，発作性房室ブロックはHis束以下に障害があることが多く，器質的障害を伴うブロックでペースメーカの適応となる可能性の高い房室ブロックである．

●ここがポイント

ここでもP波を探せ！
Ⅱ度またはⅢ度房室ブロックでは，P波がQRS波やT波，ST部分に重なって見えにくい場合がある．正常洞調律時にはP波は一定間隔で認められるので，明瞭に認められるPP間隔をディバイダーで計測し，その間隔を前後に辿ってQRS波やT波，ST部分に波形の変形が認められれば，埋もれているP波を確認できる．

●ここがピットフォール

P波の規則性！
心電図上突然P波だけ残ってQRS波が脱落している場合，そのP波のタイミングが洞調律時と同じPP間隔であればⅡ度の房室ブロック，洞調律時のPP間隔よりも早期に出現したP波であれば，心室に伝導されない心房期外収縮（blocked PAC）である．

表3　ペースメーカの機能

刺激（ペーシング）	心臓の興奮に必要な電気刺激を出力する
感知（センシング）	心臓の自発的興奮やペースメーカがつくり出した興奮を認識する
抑制（インヒビット）	心臓の自発的興奮を感知した場合にペーシングを一時的に抑制し行わない
同期（トリガー）	心臓の自発的興奮を感知した場合に感知したタイミングからわずかに遅らせた生理的なタイミングでペーシングする

●ここがピットフォール

Ⅱ度房室ブロック（Wenckebach型かMobitz Ⅱ型か）の確実な診断が重要！そのためにQRS波が脱落した前後のPQ時間を比較せよ！

Ⅱ度房室ブロックでは，Wenckebach型かMobitz Ⅱ型かの鑑別が，重症度・治療の要否の判断にきわめて重要である．上述のQRS波が脱落する直前の数心拍でPQ時間が徐々に延長している典型的なWenckebach型は全体の60％くらいであり，残りはQRS波が脱落する直前の数心拍のPQ時にほとんど変化がなく，Mobitz Ⅱ型と誤って診断してしまうことがある．後者の場合でも，QRS波が脱落する前後の心拍のPQ時間を比較し，脱落前よりも脱落後の方が短縮していればWenckebach型と診断できる．Mobitz Ⅱ型であればQRS波が脱落する前後の心拍のPQ時間は変化しない．

3. ペーシング波形の心電図

　心臓ペースメーカは，右房・右室，両心室ペースメーカの場合はさらに左室側に植え込まれ，心臓の興奮に必要な電気刺激を出力し心筋を電気的に興奮させる体内植込み型の電子装置である．徐脈性不整脈に対するペースメーカは心拍の補充が目的であるが，両心室ペースメーカは心室同期不全を伴う心不全に対する治療が目的である．

　ペースメーカの機能として，「刺激（ペーシング）」「感知（センシング）」「抑制（インヒビット）」「同期（トリガー）」がある．それぞれの機能を表3にまとめた．

　ペースメーカはその機能を主にアルファベット3文字で表し，それをモードと呼ぶ．第一文字はペーシング部位を表し，心房（A），心室（V），心房心室両方（dual：D）のいずれかで表示され，第二文字はセンシング部位を表し，同様にA，V，Dのいずれかで表示される．第三文字はセンシングした心臓の興奮に対する反応様式で，インヒビット（I），トリガー（T），その両者（D）のいずれかで表記される．

1 ペースメーカ心電図の特徴

　ペースメーカがペーシングした際に心電図に直交するように上下にまっすぐな波形が心電図に記録される．これをペーシングスパイクと呼ぶ．P波の開始点にペーシングスパイクが記録される場合，心房ペーシングと呼びペースメーカが心房を刺激してP波が生じたことがわかる．一方QRS波の開始点にペーシングスパイクが記録される場合，心室ペーシングと呼びペースメーカが心室を刺激してQRS波が生じたことがわかる．以下に代表的なペーシングモードの心電図を提示する（図3）．

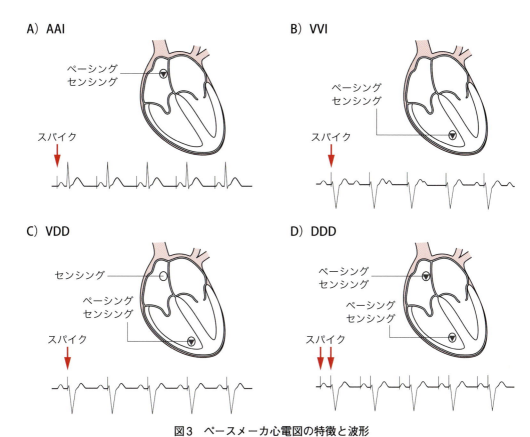

図3　ペースメーカ心電図の特徴と波形

1）AAIモード（図3A）
　心房のみでペーシングとセンシングを行い，心房興奮波を感知した場合はその時点からペースメーカの設定周期期間はペーシングを抑制するモードである．心房ペーシングを行うとP波の開始点にペーシングスパイクが記録される．

2）VVIモード（図3B）
　心室のみでペーシングとセンシングを行い，心室興奮波を感知した場合はその時点からペースメーカの設定周期期間はペーシングを抑制するモードである．心室ペーシングを行うとQRS波の開始点にペーシングスパイクが記録される．

3）VDDモード（図3C）
　心室でペーシングを行い，心房・心室両方で興奮波をセンシングし，自己心室興奮波に対しては抑制するインヒビット機能（I），心房波に対しては設定したタイミングに合わせて心室をペーシングするトリガー機能（T）の両方（D）の機能を有する．P波をトリガーするため一定のPQ間隔（設定値）で心室ペーシングスパイクが記録される．

4）DDDモード（図3D）
　心房・心室両方でペーシング，センシングを行い，抑制・トリガー両方（D）を行うモードである．VVI，AAI，VDD，DDDのすべてのモードへの設定が可能であり，それぞれのモードの心電図パターンが記録される．図3DはP波，QRS波いずれも開始点にペーシングスパイクがあり，心房・心室ペーシング（DDDモード）となっている．

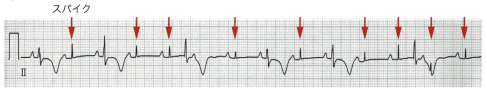
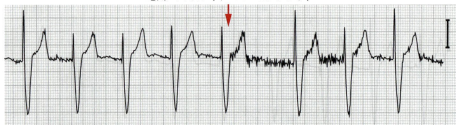
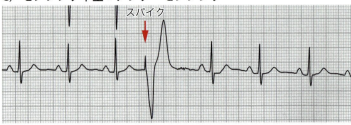

図4　ペースメーカ作動不全の心電図

2 ペースメーカ作動不全の心電図

ペースメーカの不全には**ペーシング不全**と**センシング不全**がある．

1）ペーシング不全

ペーシング不全はペースメーカからの刺激が心筋に伝導されない状態で，心電図ではスパイクのみが記録され，本来その後に続くP波やQRS波が欠落する（図4A）．原因としては，電池消耗，リード線断線，閾値（心筋を興奮しうる最小限の刺激の強さ）の上昇，電極の移動などが考えられ，胸部X線（リード線の位置，断線の有無のチェック），心エコー検査（リード穿孔による心タンポナーデの有無のチェック），ペースメーカチェックを迅速に行い対応する必要がある．

2）センシング不全

センシング不全には，オーバーセンシングとアンダーセンシングがある．

①オーバーセンシング

オーバーセンシングは，ペースメーカが本来感知すべきでない電位を感知して，ペースメーカが抑制されてしまう状態で，心電図では本来ペーシングがなされるタイミングでペーシングスパイクが認められない（図4B）．原因としてはT波や心臓以外の電位（筋電位や電気メス使用時の電位など）の感知が考えられる．

②アンダーセンシング

アンダーセンシングは，ペースメーカが本来感知すべき心筋電位を感知できない状態で，心電図ではQRS波の途中やT波など本来ペーシングがなされないタイミングでペーシングスパイクが

表4 不整脈診断のチェックポイント

①心電図所見として，徐脈や急なポーズがあるか？
②P波が規則正しく出現しているか，また，そのP波の形態が洞調律のものと同じか？
③P波とQRS波の関係が1：1か？
④PQ時間が一定か？

認められる（図4C）．原因として，リード線断線，心内波高の減少，電極の移動などが考えられる．センシング不全に対しても，ペースメーカチェックを迅速に行い，リード線に問題ない場合には感度を調節し，リード断線の場合にはモード設定変更などで対応を試み，難しい場合は新規リード追加を検討する．

おわりに

　徐脈性不整脈の診断は，徐脈や急な心電図上のポーズを認識するところから始まる．これらの心電図所見を認めた場合を検討すれば不整脈診断をすることができる（表4）．ペースメーカ作動不全は，心停止や心室細動などの致死的不整脈を誘発するリスクがあり，きっちり診断して迅速に対応することが肝要である．

文献

1) 日本循環器学会：循環器病の診断と治療に関するガイドライン（2010年度合同研究班報告）不整脈の非薬物治療ガイドライン（2011年改訂版），p11-12：http://www.j-circ.or.jp/guideline/pdf/JCS2011_okumura_h.pdf（2019年2月閲覧）

（髙木雅彦）

第1章 これだけは知っておきたい！心電図を読むための基本

6. QRS波形・ST-Tの異常

八島正明

● Point ●

- P波のある通常と異なるQRS波形に出会ったとき，wide QRSであれば脚ブロックを，QRS振幅増大があれば心筋の肥大を想起する
- 予後に重大な影響をもたらす心筋症に対する正しいアプローチを身につける
- 急性心筋梗塞と間違われやすい急性肺塞栓の心電図の特徴を理解する

はじめに

　心電図にはじめて出会うとき，まずQRSとST-T変化に目が行くのは自然なことである．QRS幅がwideかnarrowか，ST-Tが上昇しているか低下しているかに着目できているだろうか？　第1章2，3の「絶対に見逃してはならない」急性虚血や心室不整脈に直結する所見を確認することが大切なことはいうまでもない．その次に行うことはP波を探してリズムを確認することである．ここでP波が確認されて洞調律であることが確定し，異常QRS波形を見たときは，**伝導障害を示す脚ブロックと，振幅の増大を示す心肥大を想起**しよう．QRS異常の基本波形として脚ブロック，ヘミブロック，心室肥大を念頭において鑑別を進める．また，QRSとST-T変化をきたす，**肥大型心筋症や肺梗塞**などの重要疾患についても心電図の特徴を覚えることが重要である．

> **症例：高血圧精査を目的に受診**
> 　54歳男性．3年前からの高血圧のため近医を受診．精査目的で紹介され受診した．受診時血圧167/125 mmHg．心電図は数年前の健康診断時に異常があるとだけ言われていたが詳しい説明がなかったため放置していた．
> 心電図診断：Ⅱ誘導にP波を認め心拍数は75回/分の整脈であり，洞調律である．QRSは135ミリ秒とwide QRSで，V_1でrSR'波形．V_6に幅の広いS波を認め，完全右脚ブロック波形を示している（図1）．
> 経過：心エコー検査では心肥大は認められず，内分泌検査も陰性で二次性高血圧症は否定的．本態性高血圧と診断，治療を開始した．

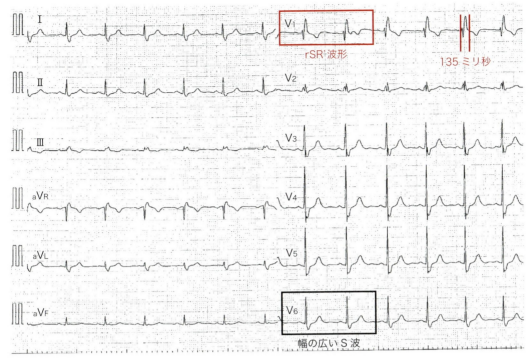

図1　症例の完全右脚ブロックの12誘導心電図

1. QRS異常の基本波形

1 完全右脚ブロック

　刺激伝導系において右脚は左脚に比べ，すぐに分岐せず細く長く，心室中隔を走行する[1]．このため右脚ブロックの頻度が左脚ブロックに比し多くなる．右脚は伝導障害を起こしやすいので，病的意義が少ないことが多い．右脚がブロックを起こすと（図2），正常興奮はまず左室に伝導して（図2の①）から遅れて右室が興奮（図2の②）する．このためV₁誘導では幅の広いR'波が認められ，V₆誘導では幅の広いS波を認める．

2 完全左脚ブロック

　左脚はHis束後に前枝と後枝に分かれる．したがって，**両者が伝導障害を起こして完全左脚ブロックに至るのは心筋梗塞や心筋症などで広範な心室中隔心筋の変性などをきたした場合であり，重大な疾患が隠れていることが多い**．一般に左脚ブロックをみたら気をつけろ，といわれるのはこのためである．完全左脚ブロック（図3）ではまず右室が興奮（図3の①）した後に左室に興奮が伝播（図3の②）する．したがってV₁誘導では大きなS波を，V₆誘導では幅の広いR波を認める．

3 ヘミブロック

　左脚は前枝と後枝に分かれるので，**どちらかが伝導障害をきたすことがある．これをヘミブロック**という．図4Aの①は左脚前枝ブロックである．左脚後枝領域が興奮した後，前枝領域に伝導が伝わるため，Ⅰ誘導で高いR波（図4A▶），aVF誘導で深いS波（図4A▶）を呈する．一方，左

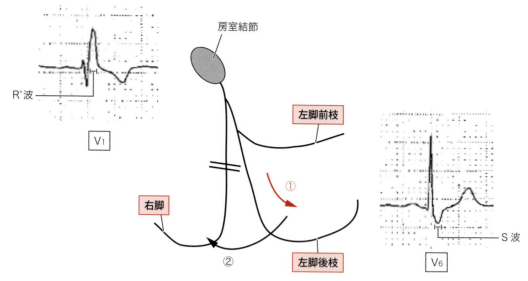

図2　完全右脚ブロック波形の成り立ち

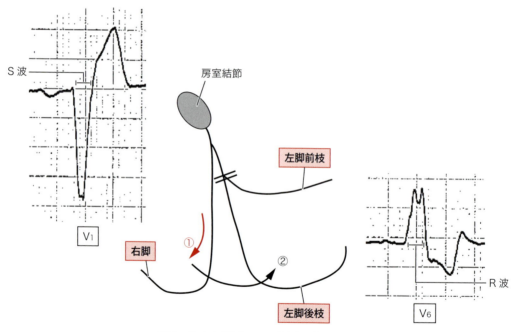

図3　完全左脚ブロック波形の成り立ち

脚後枝ブロック（図4B）は前枝領域から後枝領域に伝導が伝搬するため，Ⅰ誘導で深いS波（図4B▶），aVF誘導で高いR波（図4B▶）を示す．

4 左室肥大

左室高電位はQRS波形の異常のうち，よく遭遇する所見である．心電図の波形は性別や年齢，人種などにより大きく異なり，このため正常値を規定することは難しいが，ミネソタコード[参考文献2, 3]

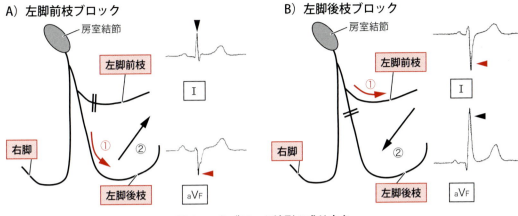

図4 ヘミブロック波形の成り立ち

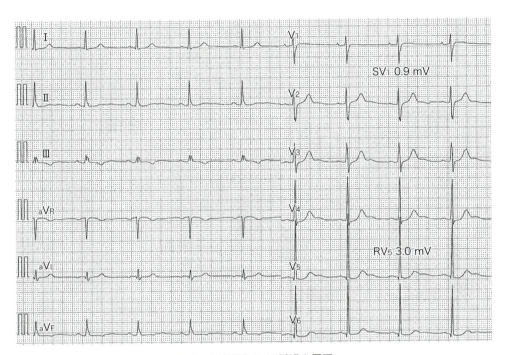

図5 左室肥大の12誘導心電図

でのR波の増高は,V5またはV6のR波> 2.6 mV,またはI,II,III,aVFいずれかのR波> 2.0 mV,またはaVLのR波> 1.2 mVとされている(図5).

これら**左室高電位の多くは左室肥大の際に認められる**.左室肥大は高血圧性心疾患,大動脈弁の狭窄や閉鎖不全などが原因となることが多い.

左室肥大時の心電図は左室高電位に加え,T波の陰転化やST低下などのストレインパターンを示すことが多い.左室肥大心電図の基準も数多くあるが,$SV_1 + RV_5 > 35$ mV(本邦では45 mVを用いる場合もある)などは普遍的に用いられている.

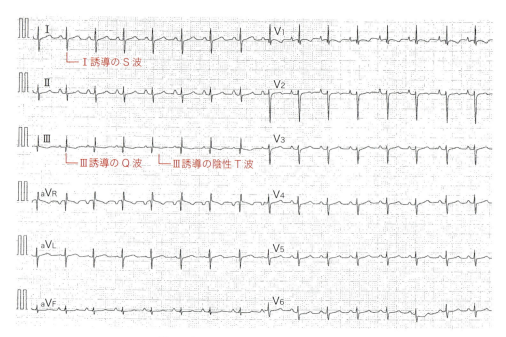

図6 急性肺血栓塞栓の12誘導心電図

2. 心筋症

1 拡張型心筋症

　拡張型心筋症の12誘導心電図には特異的な所見はない[2]．**左室高電位**，**V₁からV₃誘導のpoor r wave progression**，**ヘミブロック**，**心室内伝導障害**，**左脚ブロック**などを呈することがある．12誘導心電図で非典型的な伝導障害などを認める場合には，心エコー検査を施行することが拡張型心筋症の検出には有用である．

2 肥大型心筋症

　肥大型心筋症の多くで**異常Q波**，**ST-T変化**，**陰性T波**，**左室高電位**などがみられる[3]．自覚症状がない状態で心電図異常から肥大型心筋症が見つかることも少なくない．特異的な所見はないが，左室高電位とST低下・陰性T波の組合わせを示すことが多く，そのような所見をみたら，肥大型心筋症を想起し，心エコー検査を実施することが重要である．本邦に多い心尖部肥大型心筋症はV₃～V₅に巨大陰性T波という特徴的な心電図変化を示すことが多い（**第2章 症例13を参照**）．

3. 急性肺血栓塞栓

　急性肺血栓塞栓は，胸痛や呼吸困難などで発症し，急性心筋梗塞などと似た症状を示す．重症例では急性期死亡率が約10％程度にも達するという報告もある[4]くらい重篤な疾患である．心電図は，右側前胸部誘導の陰性T波（右室の虚血所見），洞頻拍，ＳⅠＱⅢＴⅢパターン（Ⅰ誘導のＳ波，Ⅲ誘導のQ波・陰性T波），右脚ブロック，肺性Pなどが出現するとされる．このうち，ＳⅠＱⅢＴⅢは肺梗塞心電図所見として知られる（**図6**）が，じつは感度は高くはない．

ただし，特異度は高いので，覚えておいても損はない．診断には造影CTが有用であり，身体状況が許せば深部静脈血栓症の有無と合わせて肺動脈血栓を検索すべきである．

おわりに

QRS波形・ST-Tの異常の診断はパターン認識で行われることが多いが，その診断の根拠となる異常波形の出るメカニズムを学ぶことはきわめて有用である．波形変化の論理的分析が身につけば通常と異なる波形と出会った際にその理由を類推することができる．そのくり返しが心電図に対するさらなる興味をかきたててくれるのである．

引用文献

1) 因田恭也，平井真理：心室内伝導異常の分類と病態生理．「新不整脈学」（杉本恒明/監，井上 博/編），pp434-437，南江堂，2003
2) 日本循環器学会：循環器病の診断と治療に関するガイドライン（2009-2010年度合同研究班報告）拡張型心筋症ならびに関連する二次性心筋症の診療に関するガイドライン：http://www.j-circ.or.jp/guideline/pdf/JCS2011_tomoike_h.pdf（2019年2月閲覧）
3) 日本循環器学会：循環器病の診断と治療に関するガイドライン（2011年度合同研究班報告）肥大型心筋症の診療に関するガイドライン：http://www.j-circ.or.jp/guideline/pdf/JCS2012_doi_h.pdf（2019年2月閲覧）
4) 日本循環器学会：2016-2017年度活動肺血栓塞栓症および深部静脈血栓症の診断，治療，予防に関するガイドライン（2017年改訂版）：http://www.j-circ.or.jp/guideline/pdf/JCS2017_ito_h.pdf（2019年2月閲覧）

参考文献・もっと学びたい人のために

1) 「図解心電図テキスト 原著第6版 Dr. Dubin式 はやわかり心電図読解メソッド」（Dubin D/著，村川裕二/訳），文光堂，2007
 ↑医学生にも読める，心電図の仕組みをわかりやすく解説した本．
2) 「日本医師会編 生涯教育シリーズ Electrocardiography A to Z 心電図のリズムと波を見極める」（磯部光章，奥村 謙/監，清水 渉，村川裕二，弓倉 整/編，合屋雅彦，山根禎一/編集協力），日本医師会，医学書院，2015
 ↑心電図の読み方の教科書．リファレンスとして戻るのに最適な書籍．
3) 横井正史：処理方式概論．「心電図コンピュータ診断」（岡島光治，他/著）pp23-63，中山書店，1982

（八島正明）

| 第1章 | これだけは知っておきたい！心電図を読むための基本 |

7. 虚血性心疾患のみかた

岡　岳文

> **Point**
> ・異常Q波およびR波の減高は心室筋の電気的な興奮の大きさと関係する
> ・異常Q波およびR波の減高は虚血性心疾患，非虚血性心疾患ともにみられる
> ・運動負荷心電図は虚血の検出に有効である．ST低下を負荷判定に用いる

はじめに

　多くの施設で再灌流治療が行われるようになり，従来からいわれているようなST上昇，異常Q波，冠性T波の出現といった心電図経過が必ずしもみられないことがある．ACS（acute coronary syndrome：急性冠症候群）のダイナミックな心電図変化を，1症例ごとに丁寧に時系列を追っていくことは心電図診断力を高めるのに重要である．
　本項では虚血性心疾患に関連して異常Q波とR波の増高不良について述べる．また，狭心症における虚血時の心電図変化についても述べる．なお，急性虚血の心電図については第1章2を参照してもらいたい．

1. 異常Q波とR波の減高

　QRS波形は，多くの心室筋の電気的な興奮の総和として表現され，ある誘導に対して電気的興奮が近づいてくる場合，aVR誘導を除いてR波は陽性として表示される．R波高は電気的な興奮の大きさに関連しており，心室壁の厚さや心筋自体の障害などの影響を受ける．心筋虚血は心内膜側から出現するため，心内膜下梗塞をきたした場合，対応する心内膜側の心筋の消失に伴い起電力が低下し，結果としてR波が減高する（図1B）．貫壁性梗塞になると，相当する誘導に向かう起電力が喪失することで逆方向に向かう起電力が優位となり，結果として陰性波としての異常Q波を生ずる（図1C）．

2. 異常Q波（abnormal Q wave）

　Q波自体は健常例でもみられるが，異常Q波は幅が1mm（0.04秒）以上，深さがR波の高さ

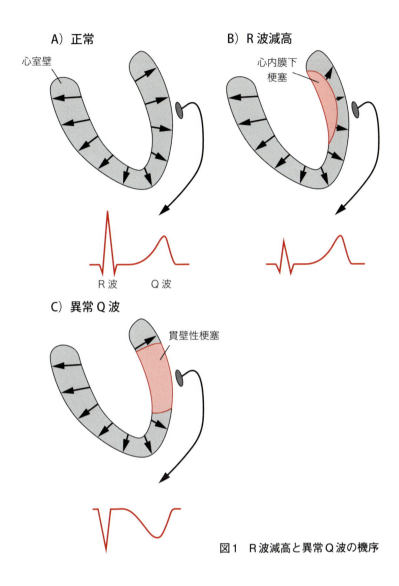

図1　R波減高と異常Q波の機序

の**1/4以上のQ波**と定義される．正常例でも胸部誘導のV₁に異常Q波を認めることがあるが，V₂以降で認めれば異常所見である．異常Q波の出現部位により梗塞部位を推定することができるが，**再灌流治療により心筋のダメージがほとんどみられない場合は異常Q波が出現しないことがある**．また，経過により異常Q波が目立たなくなることもある．再灌流が得られても心筋の障害により異常Q波が完成することもある．

　異常Q波の出現は冠動脈の梗塞部位と関連する（**表1**）．すなわち下壁梗塞ではⅡ，Ⅲ，aV_F誘導，前壁梗塞ではV₂〜V₄誘導，前側壁梗塞ではⅠ，aV_L，V₅〜V₆誘導である．Ⅲ誘導あるいはaV_L単独での異常Q波が出現する場合があるが，通常は異常所見とはとらない．心筋梗塞以外の異常Q波をきたしうる疾患を**表2**に示す．

表1 異常Q波の出現部位と冠動脈の梗塞部位

梗塞部位	異常Q波の出現部位
前壁中隔	$V_1 \sim V_3$（V_4）
前壁	（V_2）V_3，V_4
前側壁	Ⅰ，aVL，V_5，V_6
高位側壁	Ⅰ，aVL
広範囲前壁	Ⅰ，aVL，$V_1 \sim V_6$
下壁	Ⅱ，Ⅲ，aVF
高位後壁	異常Q波は認めないがV_1，V_2でR波増高

表2 心筋梗塞以外で異常Q波をきたしうる疾患

生理的，位置的変化	肺気腫，左気胸，肺塞栓，漏斗胸，垂直位心など
心肥大	左室肥大，右室肥大
伝導障害	左脚（前肢）ブロック，WPW症候群（C型），ペースメーカ心臓伝導障害
心筋障害	心筋症，心筋炎，アミロイドーシス，筋ジストロフィーなど

文献1，p39を参考に作成

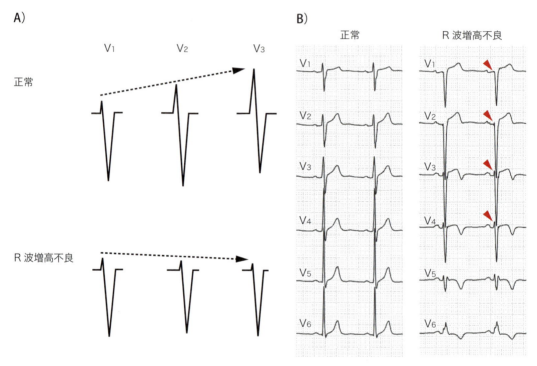

図2 R波増高不良の模式図と実際の波形

3. 胸部誘導でのR波の増高不良（poor R wave progression）

　図1でも示したようにR波の減高は起電力の低下と関係する．正常の場合，胸部誘導で通常V_1はR/S＜1（rS型）で，V_2，V_3と進むにつれR波高は大きくなる（図2）．R/S比＞1に変化する誘導を移行帯と呼び，$V_3 \sim V_4$にあることが多い．胸部誘導でV_2，V_3と進んでもR波高が大きくならない（もしくは小さくなる）場合，poor R wave progression（R波の増高不良，図2B▶）と呼び，前壁中隔梗塞の疑いがありとされる．しばしば検診での心電図異常としてチェックされる．ただしpoor R wave progressionの所見だけでは異常と判断することは難しい（表3）．

表3 心筋梗塞以外でpoor R wave progressionをきたしうる疾患

生理的，位置的変化	胸郭変形
肥大	左室肥大
肺疾患	慢性閉塞性肺疾患
心筋障害	心筋症，心筋炎など（心筋炎の回復によりR波回復）
正常亜型	

文献2，p141を参考に作成

4. 異常Q波とR波の増高不良を認めたらどうするか

① 異常Q波がⅢやaV_L単独誘導での出現でないかどうか確認する．また，R波の増高不良は胸部誘導のV_2～V_4での連続した誘導で認められるかどうか確認する．
② 心筋梗塞との関連を確認するためST変化も合わせて確認する．できる限り以前の心電図との比較を行う．
③ 非虚血性の鑑別を行いながら精査（エコー，運動負荷など）を進める．

5. 運動負荷試験

　運動負荷試験は安静時では検出困難な虚血性心疾患の診断に用いることが多い．そのほか，不整脈診断，薬物治療，カテーテル治療などの効果判定や術前評価，心臓リハビリの運動耐容能評価などに用いられる．運動負荷の目的，負荷の種類と特徴，禁忌事項，運動中止基準，負荷判定は十分理解しておく．

　負荷判定のポイントを示す．

●ST下降
水平型（horizontal）ないし下降型（sagging）で0.1 mV以上（J点から0.06～0.08秒後で測定）のST下降がみられたとき虚血性心疾患を疑う（図3，4）．ただしもともと安静時ST下降がある場合は，水平型ないし下降型でさらに0.2 mV以上のST下降で陽性とする．
健常例でも上行型（upsloping）のST低下を認める（図3）．

●ST上昇
0.1 mV以上のST上昇は重症虚血を示し，急性心筋梗塞と同様に虚血部位診断が可能である（図4B）．ただし陳旧性心筋梗塞で異常Q波領域でのST上昇は梗塞部の進展の可能性があり，必ずしも虚血を示すものではない．特にaV_R誘導のST上昇（0.1 mV以上）がみられた場合は左主幹部の高度狭窄を疑う（第2章 症例9参照）．

●陰性U波
前胸部誘導における陰性U波の出現は左冠動脈前下行枝の高度狭窄を疑う．

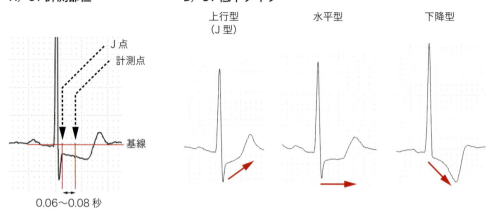

図3 STの計測部位と低下タイプ
A) J点から0.06〜0.08秒後で計測し,基線からのSTレベルを計測する. B) ST低下のパターンには上行型 (junctioal, upsloping), 水平型 (horizontal), 下降型 (sagging, downsloping) があるが水平型, 下降型が虚血の診断に有効である. 文献3を参考に作成

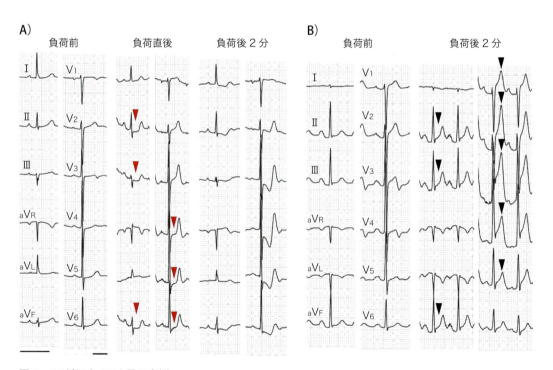

図4 ST低下とST上昇の症例
A) 胸痛を主訴とした男性で,運動負荷でⅠ,Ⅱ,aVF,V3〜V6でST低下を認めた (►). B) 狭心症加療歴のある男性で,運動負荷でⅡ,Ⅲ,aVF,V1〜V5でST上昇をきたし (►),緊急カテーテル検査を要した

表4　ST上昇，ST低下をきたす疾患・病態

	ST上昇	ST低下
虚血	急性心筋梗塞 冠攣縮性狭心症	狭心症 心内膜下（非貫壁性）梗塞 ST上昇の鏡像変化
非虚血	急性心筋炎，急性心膜炎 心室瘤 Brugada型心電図（V₁，V₂） 低体温（J波） 早期再分極	心室肥大 心筋炎 肺性心 低カリウム血症 薬剤（ジギタリスなど）

●参考

左脚ブロック[4]，WPW（Wolf-Parkinson-White）症候群[5]，ジギタリス服用例[6]におけるST下降は虚血性心疾患の判定基準にならない．右脚ブロックではV5，V6などの左側前胸部誘導のST下降は参考になるとされている[7]．

（文献8より引用）

6. ST変化

1 ST上昇もしくはST低下がみられた場合

心筋虚血や心筋障害が心内膜側に限局する場合にST低下として現れる．また**心筋虚血が貫壁性に広がった場合にはST上昇**として現れる．ST変化の成因の詳細は成書にゆずるが，心内膜側に限局する虚血の場合，**心内膜側から心外膜側**に向かって流れる障害電流が心電図の基線を押し上げることで，結果的にST部分が低下して見える．一方，貫壁性に虚血が広がった場合，**心外膜側から心内膜側**に向かって流れる障害電流が心電図の基線を押し下げることで，結果的にST部分が上昇して見えるとされる．

2 ST低下とST上昇が両方記録された場合

1つの12誘導心電図にST低下とST上昇が両方記録された場合，**ST上昇を有意所見として見落とさない**．この場合のST低下は心内膜側の虚血性変化が存在する場合と，ST上昇の鏡像変化（reciprocal change）の場合の両方を念頭におく必要がある（**表4**）．ST低下には**図3**のような変化がある．ST上昇は心筋梗塞以外に冠攣縮性狭心症でみられる．発作時は高度狭窄または閉塞しておりすみやかな治療が必要である．

文献・参考文献

1) 「改訂版 心電図による心筋梗塞の鑑別診断」（アリー・L. ゴールドバーガー/著，小松親義，則末栄己/訳），メディカルビュー社，1998
2) 「心電図の読み方パーフェクトマニュアル」（渡辺重行，山口 巖/編），羊土社，2006
3) 森田 宏：運動負荷心電図・薬物負荷心電図－確実な診断と，安全な負荷を行うために．循環器ジャーナル，65：206-216，2017
4) Whinnery JE, et al：The electrocardiographic response to maximal treadmill exercise of asymptomatic men with left bundle branch block. Am Heart J, 94：316-324, 1977

5) Gibbons RJ, et al：ACC/AHA Guidelines for Exercise Testing. A report of the American College of Cardiology/American Heart Association Task Force on Practice Guidelines（Committee on Exercise Testing）．J Am Coll Cardiol, 30：260-311, 1997
6) Sundqvist K, et al：Effect of digoxin on the electrocardiogram at rest and during exercise in healthy subjects. Am J Cardiol, 57：661-665, 1986
7) Whinnery JE, et al：The electrocardiographic response to maximal treadmill exercise of asymptomatic men with right bundle branch block. Chest, 71：335-340, 1977
8) 日本循環器学会：循環器病の診断と治療に関するガイドライン（2007-2008年度合同研究班報告）冠動脈病変の非侵襲的診断法に関するガイドライン：http://www.j-circ.or.jp/guideline/pdf/JCS2010_yamashina_h.pdf（2019年2月閲覧）

（岡　岳文）

第1章 これだけは知っておきたい！心電図を読むための基本

8. 電解質異常・薬剤による重要な心電図変化

島本恵子，相庭武司

Point

- 心筋の活動電位はイオンチャネルやトランスポーターの働きによって左右され，特にイオンチャネル機能は血中（細胞外）電解質濃度や薬剤の影響により大きく変化し，二次的な心電図異常（QT延長など）やリズムの変化につながる
- 電解質異常のなかでも，K値の異常（特に低K）は致死性不整脈発生に関係する
- 不整脈の原因となる薬剤は無数にあるが，薬剤調整が治療の鍵となるため必ずサプリメントも含めた服薬の確認を行い，疑うことが重要である

はじめに

心筋の活動電位波形には主にナトリウム（Na），カリウム（K），カルシウム（Ca）の3つのイオンチャネルが重要である（図1）．これらのイオンチャネルの開閉は，細胞内外の電位差（＝膜電位）に依存するが，細胞外液（血中の電解質濃度）によっても変化する．電解質異常や薬剤によって心電図上QT延長やリズムの変化を生じ，時として致死的不整脈の発生にもつながる．

1. 心筋の電気活動と電解質

図1のように心筋の活動電位では，主に内向き電流（Na^+とCa^{2+}電流）が脱分極に，外向き（K電流）が再分極に関係している．内向き整流性K電流（I_{K1}）は過分極側では内向きに，脱分極側では外向きに電流が流れ，静止膜電位の保持に関係している．3つの陽イオンのなかで，臨床的に認める血清Naの変化の範囲で活動電位に与える影響は限られており，主に心電図変化に影響するのは血清K・Ca値の変化である．特にK値の異常は，致死的不整脈をきたす可能性があるため，早急に治療介入を行う必要がある．

1 K値の異常（図2）

血清K値が5.5 mEq/L以上の場合を高カリウム血症，3.5 mEq/L以下の場合を低カリウム血症という．一般に外向きK電流は細胞外K値に比例して増減する．高カリウム血症の心電図初期変化は，外向きK電流の増大に伴い急速に再分極が起こるため，尖ったテント状のT波を認める（図2①～④）．さらに静止膜電位も浅くなり，その結果Na電流（脱分極）も障害され心筋が興奮

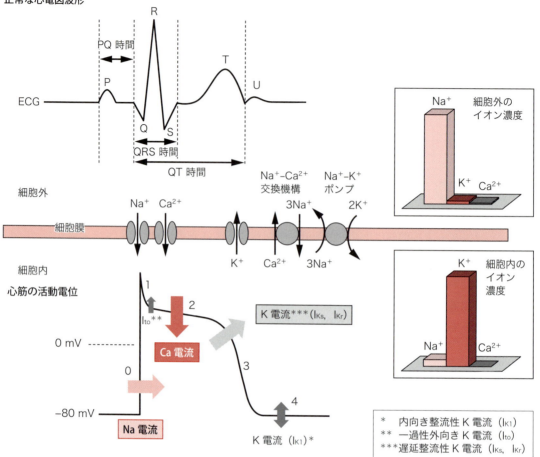

図1　心電図波形と心筋活動電位の関係
活動電位と代表的なイオンチャネル（Na^+，K^+，Ca^{2+}イオン）の関係を示す．心筋細胞では著しく細胞内外のイオン濃度に差がある．イオンチャネルのゲートを通って各イオンは細胞外から内へ，または内から外へ移動する．イオンチャネルの主な働きは急速に細胞外→内へ流れるNa電流が，活動電位第0相を形成し，その後同じく細胞外→内へ流れるCa電流によって活動電位第2相が形成される．その後，細胞内→外へ流れるK電流により活動電位は第3相→4相へと収束する．イオンチャネルを通って一時的に流入したイオンはNa^+/Ca^{2+}交換機構やNa^+-K^+ポンプなどのトランスポーターによって汲み出されて内外の濃度差を維持する

しにくい状態となることから，心房ではP波の消失，心室では伝導遅延により幅広いQRSを認める（図2，7～8 mEq/Lの心電図の特徴）．著明な高カリウム血症（≧8 mEq/L）ではサイン波のような波形になり，心室細動や心停止につながる（図2，8 mEq/L≦の心電図の特徴）．高カリウム血症により高度の徐脈やQRS幅が広い場合には早急に電解質の是正が必要である．

　逆に低カリウム血症では心筋細胞の外向きK電流の機能低下により再分極時間が延長し，T波は減高化，U波は増高，QTU時間が延長する（図2，≦3.5 mEq/L）．脱分極時に流入したNaイオンを細胞外に排出するため，Na，K–ATPaseを用いてKイオンと交換しているが（図1），低カリウム血症ではこの交換系も抑制され，かわりにNa/Ca交換系を介してCa^{2+}イオンと交換されるようになる（ジギタリス内服時と類似の状態）．そのため細胞内Ca^{2+}濃度が上昇し，早期後脱分極（early afterdepolarization：EAD）が起こりやすくなり，上室性・心室性不整脈とも発生しやすくなる．またQTU時間延長に伴い多形性心室頻拍（torsades de pointes：TdP）を生じる

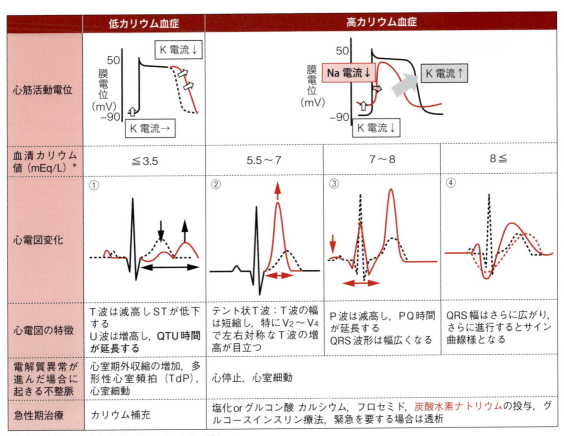

図2 K値異常と心電図

可能性がある．QT時間の延長が顕著で，心室期外収縮が増加している場合には早急に治療介入が必要である．

> ●ここがピットフォール
>
> 心室頻拍・心室細動の原因がQT延長の場合，アミオダロンはQT延長を助長させるため投与は控える．ジギタリス内服中の患者では低カリウム血症時にジギタリス中毒を起こすことがあるが，カルシウム製剤の投与は禁忌．

2 Ca値の異常

血清補正Ca値は8.5〜10 mg/dL（イオン化Ca濃度：1.15〜1.3 mmol/L）が基準値とされている〔補正Ca値＝血清Ca値（mg/dL）＋｛4−血清アルブミン値（g/dL）｝〕．Ca値異常の多くは無症候で，実臨床で不整脈が問題となることは少ない．しかし心電図異常の原因となるので心電図波形からCa値異常をきたす原疾患（悪性腫瘍など）を疑う契機となることが多い[1,2]．

Ca電流は主に活動電位の維持（第2相）に関与し，心電図のST部分に相当する（図1）．一般的に高カルシウム血症ではCa電流は濃度勾配が大きいためL型Caチャネルの活性化と不活性化のスピードが速くなり，開閉が短時間で終わる．また細胞内Ca濃度の上昇が外向きK電流（I_{Ks}）

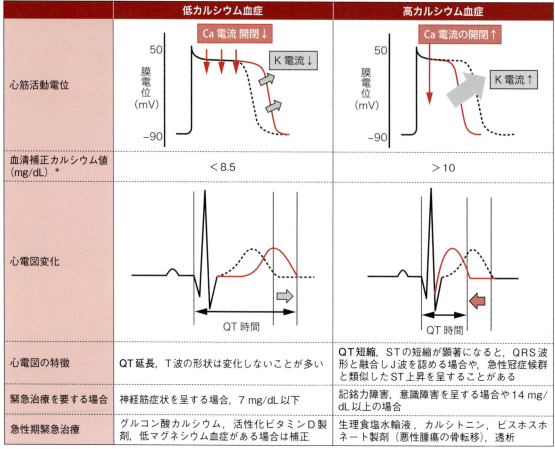

図3　Ca値異常と心電図

＊患者背景や状況により心電図変化をきたす値は異なる

の活性化をもたらす．その結果，活動電位の短縮につながると考えられる．逆に低カルシウム血症ではQT延長をもたらすことが知られている（図3）．

2. 薬剤と心電図

薬剤は心筋のチャネルに作用して直接的に，あるいは自律神経もしくは電解質異常などの変化を介して二次的に不整脈の誘因となる場合がある．原因薬剤は多岐にわたり，**同一薬剤でも，年齢や性別，肝腎機能，心機能や基礎疾患の有無で不整脈のリスクは異なる**．薬剤の関連を疑った場合はすみやかに減量・中止などの処置が必要となる．

1 薬剤による徐脈性不整脈

慢性心不全や不整脈患者に投与されているβ遮断薬（カルベジロール，ビソプロロールなど）やCa拮抗薬（ベラパミル，ジルチアゼムなど）は洞不全や房室ブロックの原因薬剤となる頻度が高い[3]．Naチャンネル遮断薬でも同様に徐脈性不整脈が起こることがある．治療には薬剤の調

表1　二次性QT延長・TdPとの関連が知られている薬剤

抗不整脈薬 (Vaughan Williams分類)	Ia群	ジソピラミド（リスモダン®），プロカインアミド（アミサリン®），キニジン（硫酸キニジン）
	Ic群	フレカイニド（タンボコール®）
	Ⅲ群	ソタロール（ソタコール®），アミオダロン（アンカロン®）
ホスホジエステラーゼⅢ阻害薬		アナグレリド（アグリリン®），シロスタゾール（プレタール®）
抗菌薬，抗ウイルス薬	フルオロキノロン系抗菌薬	レボフロキサシン（クラビット®），モキシフロキサシン（アベロックス®），シプロフロキサシン（シプロキサン®）
	マクロライド系抗菌薬	エリスロマイシン（エリスロシン®），クラリスロマイシン（クラリス®，クラリシッド®），アジスロマイシン（ジスロマック®），ロキシスロマイシン（ルリッド®）
	抗真菌薬	フルコナゾール（ジフルカン®），ペンタミジン（ベナンバックス®）
	抗マラリア薬	クロロキン（プロニケル®）
抗精神病薬，制吐薬		クロルプロマジン（コントミン®），レボメプロマジン，ハロペリドール（セレネース®），ピモジド（オーラップ®），スルトプリド，スルピリド（ドグマチール®），ドンペリドン（ナウゼリン®），ドロペリドール（ドロレプタン®），オンダンセトロン（ゾフラン®）
抗うつ薬		エスシタロプラム（レクサプロ®）
コリンエステラーゼ阻害薬		ドネペジル（アリセプト®）
抗がん剤		オキサリプラチン（エルプラット®），バンデタニブ（カプレルサ®），三酸化二ヒ素（トリセノックス®）
鎮痛薬		コカイン，メサドン（メサペイン®）
鎮静薬		セボフルラン，プロポフォール（ディプリバン®）

文献4から日本での承認薬のみを抜粋して作成．2019年1月参照

表2　臨床的に頻用されるがTdPを起こす可能性があるため注意を要する薬剤

抗不整脈薬	ベプリジル（ベプリコール®）	
分子標的薬（特にチロシンキナーゼ阻害剤やマルチキナーゼ阻害剤），抗エストロゲン薬		
抗HIV薬		利尿薬
抗ヒスタミン薬（抗アレルギー薬，H₂遮断薬：胃薬）		
多くの抗うつ薬，抗精神病薬		

整が必要だが，高度の有症候性徐脈を認める場合には緊急一時ペーシングが必要である（**第2章 症例20**参照）．

2 薬剤による頻脈性不整脈

上室性，心室性不整脈とも起こりうるが，特に注意が必要なのは**心室性不整脈**である．

1）薬剤性QT延長

多様な薬剤がQT延長の原因となりうる（**表1**[4]，**2**）が，K電流（I_{Kr}）抑制作用によるものが多い．男女ともQTc≧500ミリ秒のときはTdP発生（**図4A**）のリスクが高い[5]．治療には薬剤中止の他，電解質異常などの増悪因子も同時に是正する必要がある（**表3**）[6]．特に心室期外収縮が多発し，すでにTdPを起こしている場合には，早急な治療介入が必要である（緊急時急性期の治療は**第3章 症例17**参照）．

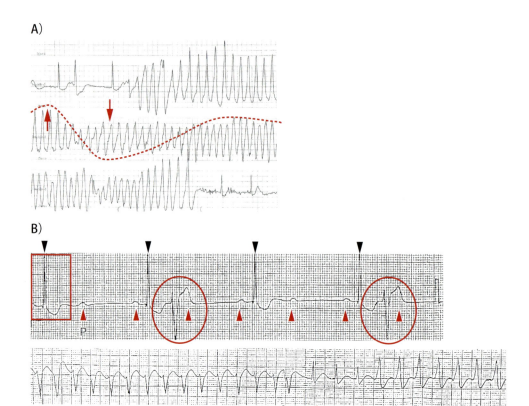

図4 薬剤による不整脈
A）QT延長に伴う多形性心室頻拍（TdP）．心電図の極性が変化（→）し，竜巻のように捻れる波形（---）を呈している．B）ジギタリス中毒に伴う不整脈．房室ブロック＋心室期外収縮（ジゴキシン血中濃度：3.4 ng/mL）と多源性心室頻拍・接合部調律（ジゴキシン血中濃度：9.0 ng/mL）を認め，異なる波形の心室頻拍に移行している．▶は心房波（P）の2回に1回しか心室波（↔）と▶が追従せず，2：1の房室ブロックを認める．→：幅広いQRSの心室頻拍を認める．↔：もとのQRSと同波形だがP波は先行せず，接合部調律を認める．○は心室期外収縮がみられる．□は特徴的なST低下（下に凸の盆状低下や右下がりのdown-sloping型）を示す

表3 QT延長する薬剤内服下でのTdP発生のリスク因子

女性	心房細動停止直後
低カリウム血症	薬剤血中濃度高値（キニジンを除く）
低マグネシウム血症	左室肥大
徐脈	薬剤急速静注
心不全	イオンチャネルの遺伝子多型の一部

文献6を参考に作成

2）QRS幅増大に伴う不整脈

　Vaughan Williams分類Ⅰ群（Naチャネル遮断）の抗不整脈薬によりQRS幅が拡大（≧120ミリ秒）し，多形性心室頻拍を認めることがある．背景に心筋障害がある患者では起こりやすく，低心機能や虚血性心疾患患者に対するⅠ群抗不整脈薬の使用は原則禁忌である．

❸ 特定の薬剤による特徴的な心電図変化：ジギタリス製剤

　ジギタリスはNa/K交換系を阻害し心筋の興奮伝播を抑制すると同時に，Caイオンの細胞内への流入増加を促し心収縮力を増大させる（**第2章 症例20**参照）．そのため，心機能低下患者でレートコントロールを行う場合に用いられることがある．心電図上，有効治療域でも**PQ延長，QT短縮**と，**特徴的なST低下**（下に凸の盆状低下や右下がりのdown-sloping型，図4B）を認める．一方で安全域が狭く，ジギタリス中毒では心外性の症状（嘔吐などの消化器症状や精神症状，黄視症などの視覚異常など）に加えて，不整脈を起こす．頻脈性と徐脈性の双方の不整脈を生じる可能性があり，心室性不整脈と房室ブロックの頻度が高い（図4B）．

文献・参考文献

1) El-Sherif N & Turitto G：Electrolyte disorders and arrhythmogenesis. Cardiol J, 18：233-245, 2011
2) Sonoda K, et al：High Frequency of Early Repolarization and Brugada-Type Electrocardiograms in Hypercalcemia. Ann Noninvasive Electrocardiol, 21：30-40, 2016
3) Ovsyshcher IE & Barold SS：Drug induced bradycardia：to pace or not to pace? Pacing Clin Electrophysiol, 27：1144-1147, 2004
4) QT drug list：https://crediblemeds.org/
5) 日本循環器学会：2016-2017年度活動 遺伝性不整脈の診療に関するガイドライン（2017年改訂版）：http://www.j-circ.or.jp/guideline/pdf/JCS2017_aonuma_h.pdf（2019月2月閲覧）
6) Roden DM & Viswanathan PC：Genetics of acquired long QT syndrome. J Clin Invest, 115：2025-2032, 2005

（島本恵子，相庭武司）

第1章　これだけは知っておきたい！心電図を読むための基本

9. 心電図自動診断の有用性と限界

八島正明

Point

- 心電図自動診断は長い開発の歴史を経て広く普及しており，診断精度も高い．ただし記録上の問題や計測困難なパラメーターなど難しい問題が多数残されている
- 自動診断ではペーシングスパイク，小さな波形など不得意な波形がある．苦手を知って上手に使う姿勢が大切
- 自動診断をより適切に使用できることをめざす試みも行われている

はじめに

心電図自動診断の歴史は1970年代にさかのぼる．心電図の機械に自動診断機能を組込んだ心電計が1979年に約100 kgの重さがあったという．その後小型軽量化，診断機能の高度化が進み，現在ではほとんどの心電計に自動診断機能が組込まれており，循環器診療のみならず，**一般内科診療，健康診断**などにも活用されている．さらに心電図の普及は医療機関にとどまらず，家庭用心電計が市販されたり，腕時計に心電図記録機能が搭載されたりするまでになってきている．自動診断の精度は長年にわたるアルゴリズムの工夫，不適切事例のフィードバックなどにより非常に高くなっており，80〜90％以上の正診率を誇る．

しかしながら**自動診断結果のみを安易に利用すると思わぬ弊害をもたらすこともある**．自動診断の問題点を整理して改善をめざす試みも行われている．**心電図自動診断の有用性と限界を意識し，適切に利用することが望まれる**．

症例1

80歳男性，陳旧性心筋梗塞，完全右脚ブロック，心房粗動，洞不全に対してDDDペースメーカ植え込み後の症例の心電図と自動診断の結果を図1に示す．

複雑な病態の症例であり，複数の異常所見を含む心電図（図1A）だが，心房粗動を細動としている以外はペースメーカ調律，完全右脚ブロック，中隔心筋梗塞など，自動診断が比較的的確に診断を行っている（図1B）．ただし，これだけの異常をすべて自動診断に頼るのは間違いである．**病歴，身体診察，胸部X線写真や心エコー検査などのほかの検査結果なども含めて診断するスタンスが必要である**．

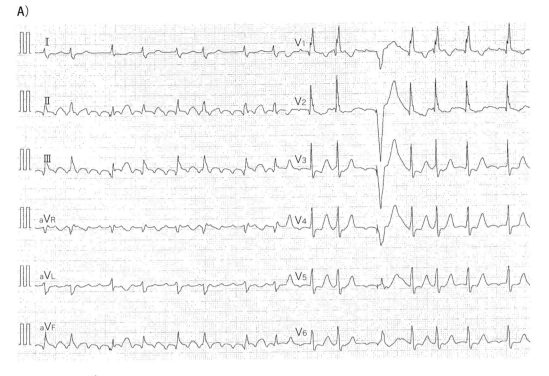

図1　症例1の心電図と自動診断の結果
CPK：creatine phosphokinase（クレアチンホスホキナーゼ），S-GOT：serum glutamate-oxaloacetate transaminase（血清グルタミン酸オキサロ酢酸トランスアミナーゼ），LDH：lactate dehydrogenase（乳酸デヒドロゲナーゼ）

1. 心電図自動診断の仕組み

1 自動診断は記録上の問題との戦いの歴史

　自動診断はまず波形の認識，計測から始まる．波形計測にあたり問題になるのはノイズやドリフト，筋電図など，記録上の問題である．図2は筋電図の例である．Ⅰ，Ⅱ誘導に小さなスパイクが記録されているが，Ⅲ誘導を見るとスパイクはなく，基線に細かい心房細動波がみられる．したがって，徐脈性心房細動でⅠ，Ⅱ誘導は基線に筋電図が乗っているとわかる．自動診断ではこの細かいスパイクをアーチファクトとして除外しなければならない．

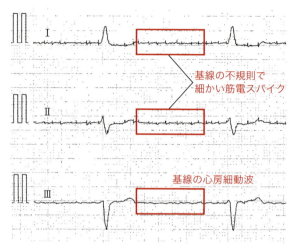

図2　自動診断を阻む筋電位

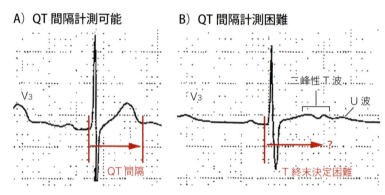

図3　QT間隔計測可能な波形と困難な波形

　ほかにも基線の揺れや電気的ノイズなど，記録上の問題を除外することは非常に困難である．しかし，現在の自動診断は事例の検討から修正を重ね，多くを克服しつつある．適切に自動計測が行われれば，その精度は高く迅速で，人間が手と目で計測・診断するよりもはるかに効率的である．

2 計測困難なパラメーター

　自動診断ではRR間隔，QRS幅，PR間隔などさまざまなパラメーターを計測するが，波形によっては計測困難なパラメーターもある．代表的なものがQT間隔である．T波波形は時に平低，二相性，二峰性，陰性などを呈することがある．また，U波が連続して認められることもある．図3AはQT間隔が決定しやすい波形である．しかし図3BはT波の終末部が二峰性を呈しさらにU波も伴い，QT間隔の決定が自動診断でも専門家による目視でも困難である．QT間隔はQT延長症候群など，重要な疾患の診断根拠になるにもかかわらず，このような難しさがある．QT間隔の心電図自動診断による計測値の問題に対しては日本不整脈心電学会の小委員会で検討中である．

3 計測値,所見名,診断名

　PR間隔を計測した結果が240ミリ秒であれば「PR延長」であるが,これは所見名である.この所見と房室伝導比1：1という所見が得られれば「Ⅰ度房室ブロック」という診断名がつく.このように,自動診断結果には所見名や診断名が含まれる.

　「心筋梗塞」や「心肥大」などの診断名は複数の所見から診断基準にのっとって下されることが多いが,基準やアルゴリズムを改善し,診断率の向上を図っても,常に過剰診断と見逃しのリスクはつきまとう.心電図のパラメーターのみから下す「診断」である以上,見逃しリスクを減らすため過剰診断に傾くことはある程度やむをえない.しかし一方で心電図自動診断による過剰診断が一般診療や健康診断の現場で過大にとり上げられ,循環器診療に負荷をかけることがあることも事実である.

2. 心電図自動診断の弱点

1 ペースメーカスパイクの見落とし

> **症例2**
> 　70歳男性,ペースメーカ植え込み後.心不全入院で2日連続の心電図検査と自動診断の結果を図4に示す.

　図4は日付の通り,2日連続で記録した心電図である.特にV₃〜V₆でQRS波の直前にペーシングスパイクが確認でき,図4Aは自動診断で心室ペーシング波形と認識されている.しかし,図4Bの翌日の心電図では代表波形ほとんど差がなく,はっきりとV₃〜V₆にスパイクが目視されるにもかかわらず,自動診断でペースメーカ心電図であることが認識できていない.これはペーシングスパイクをノイズや筋電図などと弁別することがいかに難しいかを示している.

　ペースメーカ心電図に出会ったときは,「自動診断はペーシングスパイクが苦手」と考えた方がよいと考えられる.

> **●ここがポイント：ペースメーカ心電図の確認は身体情報に戻る！**
> 12誘導心電図でペーシングスパイクが明らかに認められる場合はペースメーカ心電図の判断は容易である.しかし,小さなスパイクや,一拍だけペーシングスパイクを有する例,さらにはQRS波の直前にいかにもスパイク様の波形が認められる場合など,判定に困るケースもある.その際は心電図の検討を進めるよりも身体情報に戻るべきである.すなわち体表にペースメーカ植え込みの所見を探したり,また,胸部X線写真の確認を行えばペースメーカ植え込みの有無の確認は確実である.心電図情報を過信せず,複数の検査を多角的に判断し,最も信頼性の高い情報を駆使する姿勢が重要である.

2 小さな波形の認識困難

　図5は図1AのⅢ誘導を示したものである.基線に明らかに鋸歯状波を認め,通常型の心房粗動であることがわかる.しかし,図1Bで示した通り,自動診断では粗動ではなく細動と判断している.**基線の小さな波形は正しく診断することが難しい**.洞調律に上室期外収縮が多発する場合に

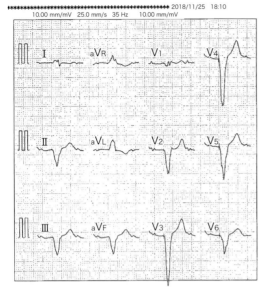 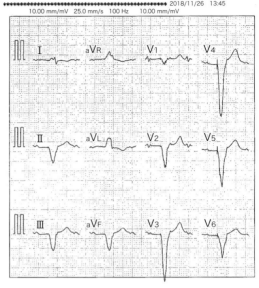

```
9120      ＊＊ atypical ECG ＊＊           9150      ＊＊ abnormal ECG ＊＊
   16007    人工ペースメーカ調律（心室）        1220    頻脈性の心房調律
リコメンデーション：なし                         1470    上室性期外収縮
コメント：                                      2231    I 度房室ブロック
自動解析結果のため，医師の確認が必要です          2550    左脚ブロック
                                                3634    下壁心筋梗塞（時期不明）
                                                6220    左房負荷の疑い
                                             リコメンデーション：専門家と相談し，CPK，S-GOT，
                                                                LDH などの検査をし，経時的な心
                                                                電図変化の観察をおすすめします
                                             コメント：自動解析結果のため，医師の確認が必要です
```

図4　症例2の心電図と自動診断の結果

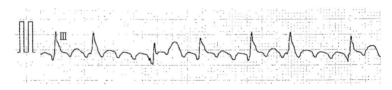

図5　認識困難な小さな波形

心房細動と判定したり，またその逆に心房細動を上室期外収縮を伴う洞調律と判断したりする例などが時に見受けられる．本例のように粗動と細動を間違える例もあり，心房細動に関連する診断の齟齬が多く認められる恐れがあることを覚えておく．

表　自動診断で使われる所見名と診断名の例

所見名の例	診断名の例
右軸偏位	完全右脚ブロック
左軸偏位	左脚ブロック
左室高電位	洞徐脈
平低T波	左室肥大
陰性T波	急性前壁心筋梗塞
異常Q波	上室期外収縮

3. 自動診断において診断名の正確性，信頼性を高める試み

1 心電図自動診断の検討の必要性

　心電図自動診断の信頼性，有用性を高めることは，機器を製造販売する個別企業が独自に開発を進めてゆくだけでは実現しない．専門家学術集団である循環器専門医師の協力が必要である[1]．現在，循環器専門医師と企業が協力し，心電図自動診断に関する諸問題の検討・討議が行われている[2]．

2 所見名，診断名の統一

　心電図自動診断で用いられる所見名，診断名は必ずしもメーカー各社で統一されていない．また，出力される「自動診断結果」に所見名や診断名が羅列されていることが多く，循環器専門医師にとっては意味を理解することは容易でも，一般診療や健康診断の現場では混乱を招くこともある．

　これらの所見名，診断名を整理（表）し，基準を定めて公表することで，各メーカーに順次採用を促し，統一を図ることができると考えられている．

3 自動診断の検証

　現在の各メーカーの診断名，所見名などを示す精度はおおむね90％以上と高い．しかし稀に診断が的確でないことがある．多くは過剰診断，波形の読み落としなどであるが，これらの自動診断にとって困難な波形，事例を集積し，検討することが必要である．

おわりに

　心電図自動診断は心電計メーカー，循環器内科医など先人の多大な努力の結果，高い精度を獲得するに至った．その恩恵を十分に享受したうえで，時に認められる的確でない心電図診断に注意をはらって，自動診断の限界を理解したうえで活用することが大切である．

引用文献

1) 平岡昌和：心電図自動診断の限界．心電図，35：149-155，2015
　↑循環器，不整脈領域の重鎮である筆者からのメッセージ．
2) 加藤貴雄，他：心電図自動診断の精度評価ならびに有用性向上に関する研究―第2報．人間ドック，33：332，2018
（第59回日本人間ドック学会学術大会プログラム・抄録集）
　↑心電図自動診断を考える会の成果発表．

参考文献・もっと学びたい人のために

1) 「そうだったのか！絶対読める心電図 目でみてわかる緊急度と判読のポイント」（池田隆徳/著），羊土社，2011
 ↑臨床の現場ですぐに役立つ実用書．
2) 「日本医師会編 生涯教育シリーズ Electrocardiography A to Z 心電図のリズムと波を見極める」（磯部光章，奥村 謙/監，清水 渉，村川裕二，弓倉 整/編，合屋雅彦，山根禎一/編集協力），日本医師会，医学書院，2015
 ↑心電図の読み方の教科書．リファレンスとして戻るのに最適な書籍．
3) 「ステップアップのための不整脈診療ガイドブック」（池田隆徳/編），メジカルビュー社，2011
 ↑不整脈について深く学びたい人のための入門書．

（八島正明）

症例1. 80歳女性，失神の精査目的で来院

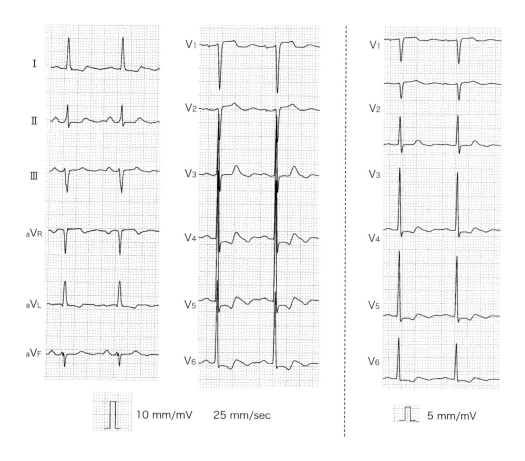

80歳女性，高血圧で加療中．2度の失神発作を認め，精査のため紹介されて来院してきた．胸骨右縁〜頸部にかけて，強い収縮期駆出性雑音を認める．

Q1 心電図所見は何か？

Q2 失神の原因として最も疑うべき心疾患は何か？

1. 診断のポイント

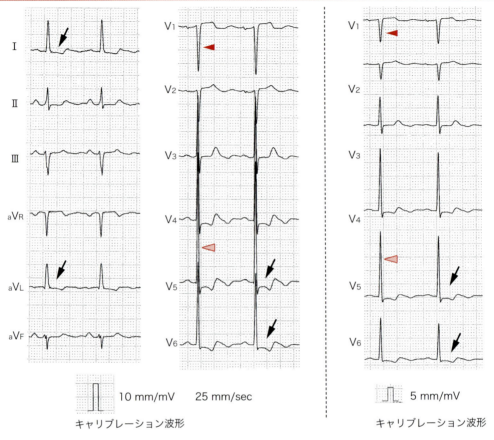

図1 本症例の着眼点
左室高電位：V₁誘導のS波（▶）＋V₅誘導のR波（▷）が3.5 mVより大きい．ストレインパターン：Ⅰ，aVL，V₅，V₆誘導などで「下行型のST低下＋陰性T波」（→）

心電図診断は**左室肥大**（left ventricular hypertrophy：LVH）である．主な特徴として，左室高電位とストレインパターンがみられる（図1）．

① **左室高電位**

Ⅰ，aVL，V₅，V₆誘導におけるR波増高や，V₁誘導におけるS波の増大を認める．左室高電位の診断基準は数多く提唱されているが，人間ドック学会で採用されている簡便な指標[1]としては，

- V₁誘導のS波＋V₅誘導でのR波が3.5 mVより大きい．
  ($SV_1 + RV_5 > 3.5$ mV)

あるいは，

- V₅誘導のR波が2.6 mVより大きい．
  ($RV_5 > 2.6$ mV)

があげられる．

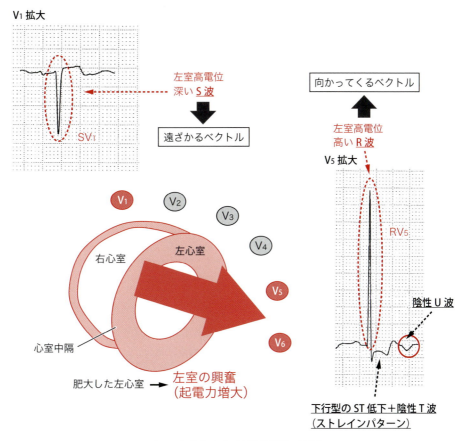

図2 左室肥大と心電図波形の関係

> ●補足：波高のキャリブレーション
> 標準的な波高の感度は10 mm/mVであるが，本症例のようにQRS波の振幅が大きい場合，機器の設定により感度が自動的に切り替わる場合がある（5 mm/mVなど）．心電図の全体像，特に**ST部分の印象が大幅に変わる**ため注意が必要である．心電図上に表示されるキャリブレーション波形を見て冷静な判読を心がける．

② ストレインパターン

Ⅰ，aV$_L$，V$_5$，V$_6$誘導などで「下行型のST低下＋陰性T波」があげられる．

2. 心電図波形の所見

図2に，左室肥大と心電図波形の関係を示す．

1 左室高電位

a）左室の心筋肥大に伴う起電力の増大により，左室方向の興奮ベクトルが通常より増大する（図2）．結果，Ⅰ，aV$_L$，V$_5$，V$_6$誘導（左室に対面している）では，**向かってくる方向**のベク

トル，すなわち「上向き」波形が増高する（＝**高いR波**）．
b) 一方，V₁誘導（左室の反対側からの観察）では，**遠ざかる方向**のベクトル，すなわち「下向き」波形が増大する（＝**深いS波**）．

2 ストレインパターン（二次性ST–T変化）

左側からの観察であるⅠ，aV_L，V₅，V₆誘導などでは，ST低下および陰性T波（多くは左右非対称）が出現する．成因として，心筋肥大による電気的性質の変化や，エネルギー消費の増大による相対的な虚血などが考えられている．

3 陰性U波

正常例でのU波は陽性であるが，**虚血・肥大**などでは**陰転化**する場合がある．

3. 鑑別診断

1 「左室高電位」と「左室肥大」

心電図の波高は，起電力のみならず心筋—電極間の電導性や距離に大きく影響される．日本人の胸壁は一般的に欧米人よりも薄く，QRS波が増高しやすい．二次性ST–T変化（ストレインパターン）を伴わない場合は，左室肥大の可能性は低いため「左室高電位」との記載にとどめる（図3）．二次性ST–T変化を伴う場合には「LVH with strain」などの語句を用いて，左室高電位と明確に区別する．

2 虚血性心疾患

「ST低下」を認める場合，一般的には**心筋虚血**の存在が想定されることが多い．ST–T波の形態などによる鑑別が試みられるが，実臨床において明確に区別するのは困難な場合がある（心筋肥大自体も相対的な虚血を生じさせる）．過去の波形との比較や胸部症状などを総合的に評価して判断する．

4. 次にどうするか

心電図で左室肥大所見を認める症例では心血管事故のリスクが高い[2]．最も考慮すべき基礎疾患は**高血圧**であるが，さらに**合併する虚血性心疾患・弁膜症・心筋症**などの存在を考慮して精査・**加療を進めることが重要**である．本症例では重症の大動脈弁狭窄症に伴う失神発作および左室肥大と診断され，緊急手術となった．

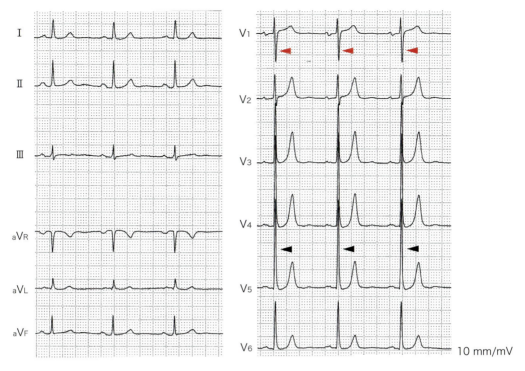

図3 左室高電位
やせ型の78歳女性．左室高電位（$SV_1 + RV_5 = 4.33$ mV，$RV_5 = 3.28$ mV）である（SV_1：▶，RV_5：▶）が，心エコーでは肥大を認めない

解答

A1 左室肥大

A2 大動脈弁狭窄症

緊急度　低　中　**高**

文献・参考文献

1) 日本人間ドック学会 基本検査項目/判定区分：https://www.ningen-dock.jp/other/inspection
2) Bang CN, et al：Regression of electrocardiographic left ventricular hypertrophy or strain is associated with lower incidence of cardiovascular morbidity and mortality in hypertensive patients independent of blood pressure reduction – A LIFE review. J Electrocardiol, 47：630-635, 2014

（杉山洋樹）

第2章 症例問題〜外来・病棟編

症例2. 52歳男性，勤務中に胸部不快感を自覚した

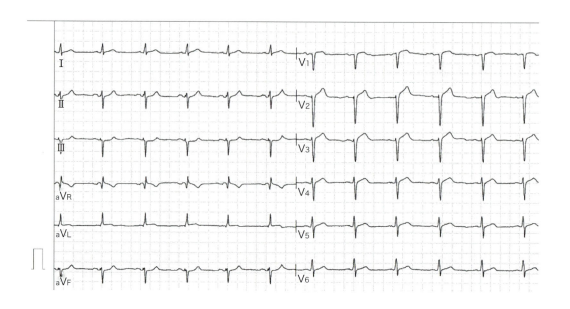

52歳男性，2年前に急性心筋梗塞を発症し冠動脈インターベンション治療を受けている．近医にて内服加療中であったが，多忙で内服が不規則となっていた．事務仕事中に胸部不快・息切れが出現し，不安になり救急外来受診．血圧126/68 mmHg，心拍数76回/分・整．来院時の12誘導心電図を示す．

Q1 2年前の心筋梗塞の左室梗塞部位は？

Q2 胸部症状の原因としてどのような病態を考えるか？

1. 診断のポイント

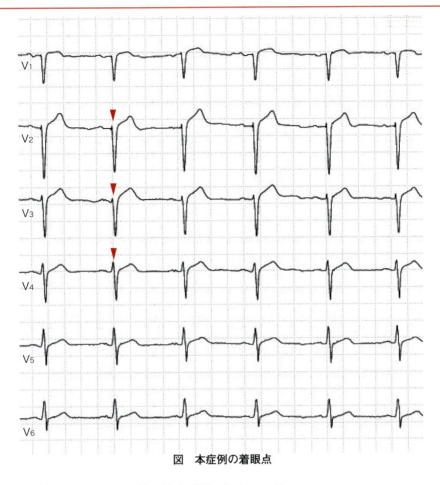

図　本症例の着眼点

前胸部誘導のV₂〜V₄のR波が減高（図▶）している．

2. 心電図波形の所見

　心電図を見てまず目につくのは，前胸部誘導のV₂〜V₄のR波の低さ（図▶）である．このような波減高所見をpoor r wave progressionと表現する．正常な心電図での前胸部誘導のR波波高は，V₁から次第に大きくなってV₃〜V₄でピークとなり（移行帯），V₆にかけて再び低くなる．本症例ではV₂〜V₄のR波が一律に低くなっており，左室前壁の電気的活動の減弱，特に心筋梗塞による心筋障害をまず考える．臨床背景も考慮すれば，この心電図所見を，陳旧性前壁心筋梗塞（old myocardial infarction：OMI）によるものと考えるのが妥当である．

3. 鑑別診断

1 心臓の位置異常
心基部と心尖部を結ぶ軸が垂直に近くなると心電図でR波増高不良がみられることがある．

2 肺気腫
同様の機序で，心臓の長軸が垂直に近くなると同所見となりうる．

3 左脚ブロック
QRS幅が0.12秒以上で，前胸部誘導がpoor RないしQSパターンともなりうるのが左脚ブロックである．**QRS幅の判断を誤ると前壁OMIと読んでしまうこともあるので注意**が必要である．

4. 次にどうするか

OMIとすれば，症状からまず考えるべき病態は2つで，1つ目は狭心症である．高強度の労作中ではないが，労作中の症状で，若年での虚血性心疾患の既往もあることから，既存あるいは新規の冠動脈病変による症状である可能性は十分にある．まずは，（記録があれば）**過去の心電図との波形比較，心筋逸脱酵素など血液検査，心エコー検査（ultrasonic echocardiography：UCG）で急性冠症候群の有無を確認すること**が重要である．

2つ目はうっ血性心不全である．心不全から，左室前壁の心筋の大部分は壊死していると考えられ，左室全体の心機能も少なからず低下していることが予想される．狭心症のチェックとともに，下腿浮腫の有無，胸部X線での肺うっ血の有無，心エコー検査での左心機能低下度，血清BNP（NT-proBNP）値などを確認するべきである．

5. より深い話

年齢が50歳以下の冠動脈疾患例では，脂質異常症をはじめとする各種冠危険因子より早期から冠動脈プラークが進展，複数箇所に冠動脈病変が存在する場合も多い．若年者，特に冠動脈疾患の既往のある例では，**若年であるから大丈夫であろうとの先入観をもたずに客観的に病状を評価する姿勢**が重要である．

解答

A1 陳旧性前壁心筋梗塞

A2 狭心症（既往または新規冠動脈病変）またはうっ血性心不全

緊急度　低 **中** 高

（髙石篤志）

第2章 症例問題〜外来・病棟編

症例3. 73歳男性，外科術前検査にて心電図異常を指摘された

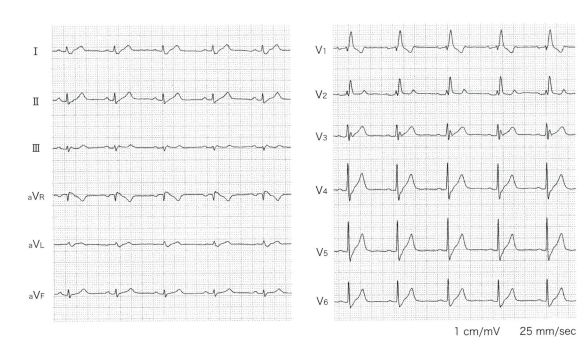

1 cm/mV　　25 mm/sec

73歳男性，消化器外科の術前検査にて心電図異常を指摘された．心疾患の既往はない．心エコー検査で特記すべき異常を認めない．身長161 cm，体重79 kg．

Q1 QRS波形異常の診断は何か？

Q2 外科手術に際して必要な対応は何か？

1. 診断のポイント

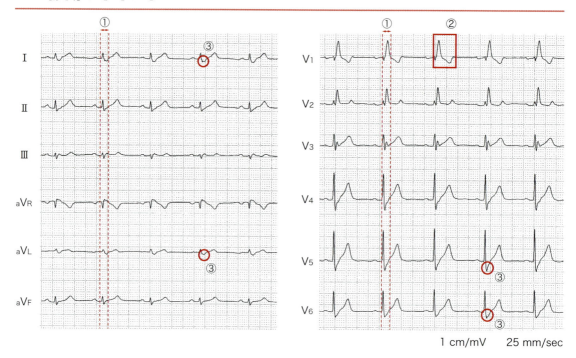

図1　本症例の着眼点

　右脚の興奮伝播が障害され，右室興奮が遅延する「**完全右脚ブロック**」である．主な特徴として，
① QRS幅の延長（120ミリ秒以上）（図1①）
② V_1誘導のrsR'パターン（幅広いR'波）と，陰性のST-T波（図1②）
③ Ⅰ，aV_L，V_5，V_6誘導での幅広いS波（ST-T波は陽性）（図1③）
　などがあげられる．

2. 心電図波形の所見

　正常の心室収縮は右心室・左心室で同時に行われるが，**左室興奮波形が優位であるため，右室の興奮波形は目立たなくなっている**（第1章1を参照）．しかし本症例では**左室の興奮終了時も右室波形がV_1誘導で観察され，右室興奮が遅延している**．つまり「通常では見えないはずの右室興奮波形」が描出されている．

　図2に，心室の興奮伝播と心電図波形の関係を示す．

・V_1誘導では，左室の興奮（①）は正常に終了する（図2 ■ ）が，その後の「遅延した右室興奮（②）」により（図2 ■ ），幅が広くV_1誘導に**向かってくる方向**，つまり「上向き」波形（＝幅広いR'）を形成する．左室方向ベクトルによる相殺がないためR'波高は大きい．

・上記の右室興奮ベクトル（②）は，**左室側から遠ざかる向きであり，左室側の誘導であるⅠ，aV_L，V_5，V_6誘導**では幅の広い「下向き」波形（＝S波）を形成する（つまりV_1誘導でのR'波を上下反転した，と考える）．

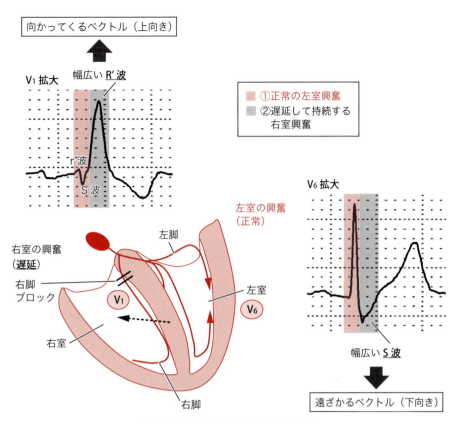

図2 心室の興奮伝播と心電図波形

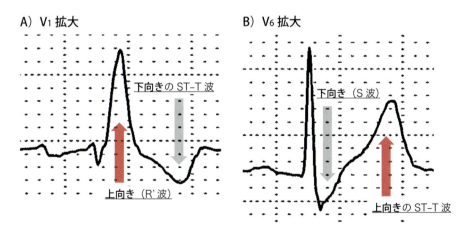

図3 右脚ブロックにおける二次性ST-T変化

- 右脚ブロックにおけるST-T波については，
 a) V₁誘導：「上向き」波形（R'波）に引き続いての「下向き」ST-T波（図3A）
 b) V₆誘導：「下向き」波形（S波）に引き続いての「上向き」ST-T波（図3B）
 という，**QRS波の終末成分とは逆向きの変化**が生じる（図3）．
- 本症例の肢誘導で低電位（振幅が1 mV未満）であるのは肥満（体重79 kgより）の影響が考えられる．

3. 鑑別診断

1 Brugada症候群
Brugada症候群はST-T変化を伴う右脚ブロック類似の心電図波形を呈する．

2 右室肥大，後壁梗塞など
そのほか，右室肥大，後壁梗塞などでもV$_1$誘導のR波が増高し，右脚ブロックとの鑑別を要する．

4. 次にどうするか

本症例では心エコー所見に異常を認めず，右脚ブロック単独での臨床的意義は乏しいため経過観察のみ指示する[1]．

5. より深い話

臨床現場において，右脚ブロックがある場合に**左室肥大や心筋虚血などの判読を飛ばしてしまう**ケースが散見される．**左脚ブロックとは異なり**，右脚ブロックでは左室興奮波形が描出されており，QRS波前半に注目することによりQRS波形は通常通り判読でき，またST-T変化についても，虚血性心疾患や左室肥大の診断は可能な場合が多い（図4）．

重度の虚血性心疾患で右脚ブロックを呈する場合があり，予後不良の徴候である[2]．そのほか，肺動脈血栓塞栓症・心房中隔欠損症などで右室に負荷がかかった場合や心筋炎・心サルコイドーシスに伴い右脚ブロックを呈する場合もあり，新規の脚ブロック出現例では心エコーによる心機能チェックが望ましい．

解答

A1 右脚ブロック・肢誘導で低電位

A2 ないため，経過観察のみ

緊急度　**低** 中 高

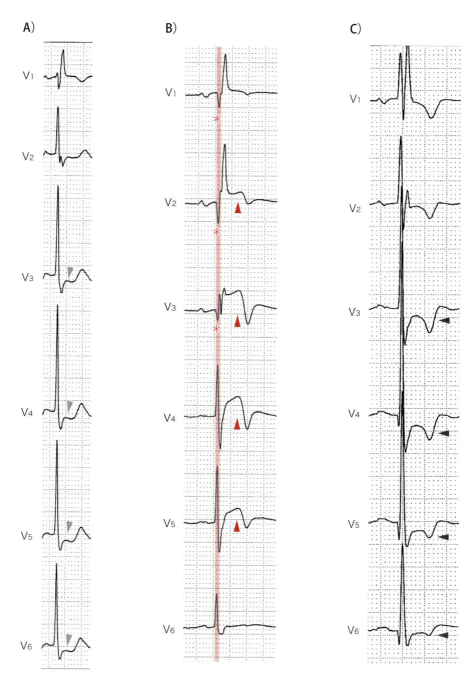

図4 右脚ブロックにおける肥大と虚血
A) 不安定狭心症によるST低下（▶）を認める．V₁の陰性T波は右脚ブロックに伴う二次性ST-T変化．B) ▬ は正常な左室興奮の時相（図1参照）．左室前壁中隔の心筋梗塞による異常Q波（＊）および，ST上昇（▶）が出現している．C) 左室肥大に伴うST-T変化（ストレインパターン）を認める（第2章 症例1を参照）．V₁，V₂の陰性T波は右脚ブロックに伴う二次性ST-T変化

文献・参考文献

1) O'Neal WT, et al：RSR' pattern and the risk of mortality in men and women free of cardiovascular disease. J Electrocardiol, 48：430-433, 2015
2) Widimsky P, et al：Primary angioplasty in acute myocardial infarction with right bundle branch block：should new onset right bundle branch block be added to future guidelines as an indication for reperfusion therapy? Eur Heart J, 33：86-95, 2012

（杉山洋樹）

第2章 症例問題〜外来・病棟編

症例4. 79歳男性，心雑音の精査目的で来院

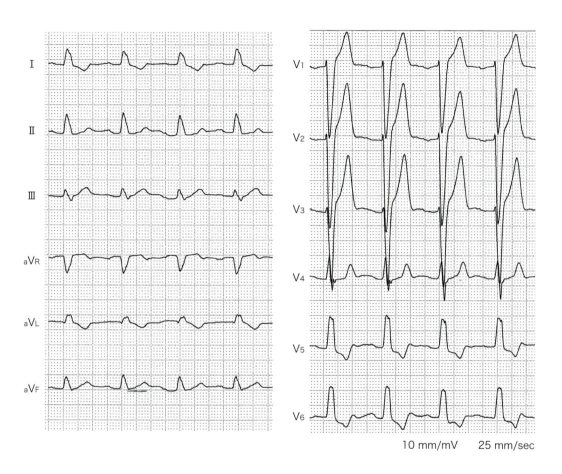

79歳男性，脂質異常症で加療中．収縮期心雑音を指摘され，精査のため紹介されて来院してきた．

Q1 QRS波形異常の診断は何か？

Q2 精査を進めるにあたり念頭におくべき疾患は何か？

1. 診断のポイント

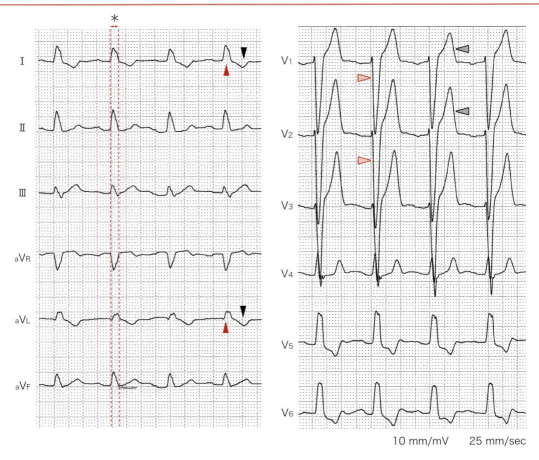

図1　本症例の着眼点

　左脚の興奮伝播が障害され，左室興奮が遅延する「**完全左脚ブロック**」である．
　主な特徴として，
① QRS幅の延長（120ミリ秒以上）（図1＊ ←→）
② V₁，V₂誘導の，幅広く深いS波（図1▷）と，陽性のST-T波（ST上昇・陽性T波，図1▶）
③ Ⅰ，aVL，V₅，V₆誘導での幅広いR波（ノッチを伴う，図1▶）と，陰性のST-T波（ST低下・陰性T波，図1▶）
があげられる．

2. 心電図波形の所見

　図2に，心室の興奮伝播と心電図の関係を示す．
・左脚の伝導途絶により，左室興奮伝導遅延が起こるため，左室方向ベクトルが通常より延長して持続する（図2■■■）．このベクトルは，V₁誘導〔右室側から観察している（図2--▶）〕では幅が広く**遠ざかる方向**，つまり「**下向き**」波形（＝幅広いS波）を形成する．
・上記の左室方向ベクトルは，左室側からの観察であるⅠ，aVL，V₅，V₆誘導では幅が広く**向かっ**

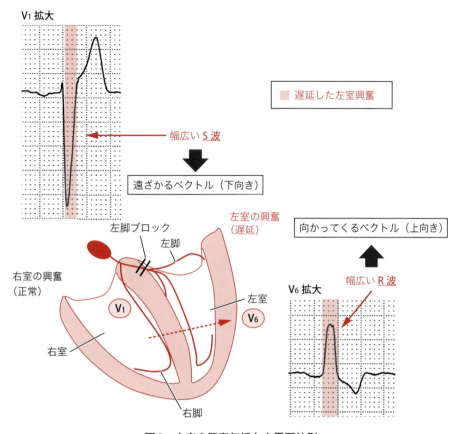

図2 心室の興奮伝播と心電図波形

てくる方向,つまり「上向き」波形(=幅広いR波)を形成する(つまりV₁誘導でのS波を上下反転した,と考える).

- 左脚ブロックにおけるST-T波については,
  a) V₁誘導:「下向き」波形(S波)に引き続いての「上向き」ST-T波(図3A)
  b) V₆誘導:「上向き」波形(R波)に引き続いての「下向き」ST-T波(図3B)
  という,**QRS波の終末成分とは逆向きの変化**が生じる(図3).

3. 鑑別診断

1 心室頻拍

異所性興奮が心室起源で生じた場合,その伝導は心筋内を直接伝播するため,**幅広いQRS波**を呈する.左脚ブロックに何らかの上室性頻脈を合併した場合,心室頻拍との鑑別が問題となる.

2 ペースメーカ

ペーシングにおいては興奮伝導に脚を使用できず,心筋内を直接興奮が伝播する.最も一般的な右心室からのペーシングでは「右心室→左心室」方向への遅延興奮となり,左脚ブロック類似の波形となる.

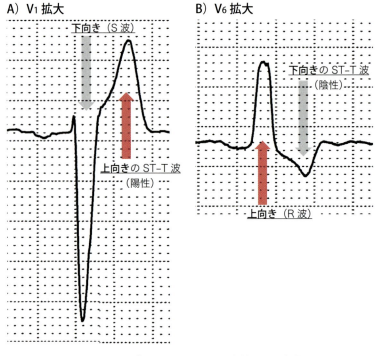

図3　左脚ブロックにおける二次性ST-T変化

4. 次にどうするか

　左脚ブロックでは基礎心疾患が存在する可能性があり，心機能や冠動脈疾患についてのスクリーニングを行うのが望ましい．新規発症の左脚ブロックにおいては房室ブロックへの進展などに注意が必要となる．

5. より深い話

　心電図記録を繰り返したところ，本症例は間欠性左脚ブロックであった．右脚ブロックとは対照的（**第2章 症例3参照**）に，左脚ブロックにおいては左室の興奮プロセス自体が正常と大きく異なっており，肥大・異常Q波・ST-T変化などの判読は困難となる．左脚ブロックに対する虚血判読の基準は提唱されているものの，実臨床で適用するのは一般的に難しいといえる[1]．

　血行動態については，左室の興奮伝導が延長するため，心室収縮の同期・協調性が失われ，駆出効率が低下する[2]．心エコー検査をすると完全左脚ブロック時には心室筋のみならず**前・後乳頭筋の収縮も非同期**となり，機能的な僧帽弁閉鎖不全症の出現による心雑音を認めていた（**図4**）．

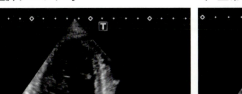
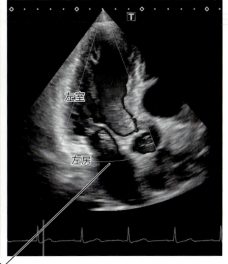

僧帽弁逆流シグナル

図4 間欠性左脚ブロックに伴う「機能的」僧帽弁閉鎖不全症（apical 3chamber view：心尖部三腔像）
左脚ブロック時（A）には重度の僧帽弁逆流を認めるが，正常QRS波形時（B）にはごく軽度である（Color Atlas①参照）

解答

A1 完全左脚ブロック

A2 虚血性心疾患・心不全など

緊急度　低　**中**　高

文献・参考文献

1) Smith SW, et al：Diagnosis of ST-elevation myocardial infarction in the presence of left bundle branch block with the ST-elevation to S-wave ratio in a modified Sgarbossa rule. Ann Emerg Med, 60：766-776, 2012
2) Lumens J, et al：Differentiating Electromechanical From Non-Electrical Substrates of Mechanical Discoordination to Identify Responders to Cardiac Resynchronization Therapy. Circ Cardiovasc Imaging, 8：e003744, 2015

（杉山洋樹）

第2章 症例問題〜外来・病棟編

症例5. 70歳男性，軽労作時に息切れを自覚

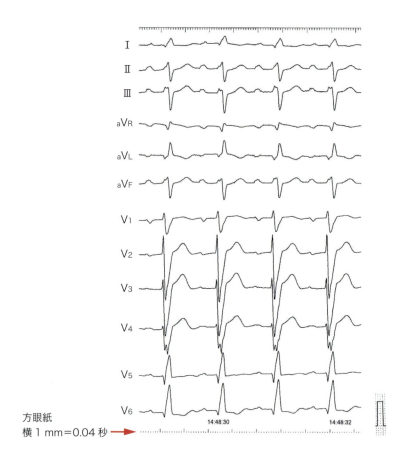

70歳男性，1週間前より安静時息切れが出現し，うっ血性心不全と診断されて入院となった．精査にて拡張型心筋症と診断され，利尿薬，β遮断薬，アンギオテンシン変換酵素阻害薬などを処方され心不全はある程度改善したが，まだ軽労作時や階段歩行時には息切れを自覚する．現在の12誘導心電図を示す．心エコーでは左室駆出率28％であり，ホルター心電図にて非持続性心室頻拍が認められている．

Q1 現在の心電図診断は何か？

Q2 心電図の調律とQRS幅は？

Q3 次に行うべき治療は何か？

1. 診断のポイント

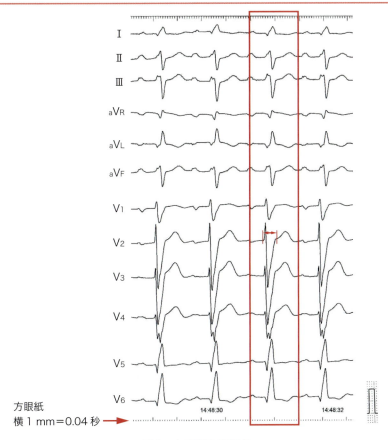

図1　本症例の着眼点

　拡張型心筋症に伴う重症心不全症例で，十分な薬物治療にもかかわらず，NYHA（New York Heart Association）心機能分類Ⅱ～Ⅲ度の心不全症状を認める．**左室駆出率30％以下**であり，非持続性心室頻拍が認められている．心電図は**洞調律で完全左脚ブロック**（図1☐）を認め，QRS幅が150ミリ秒以上（図1↔）である．

2. 心電図波形の所見

　症例の心電図では洞調律であり，完全左脚ブロック，左軸偏位を認めQRS幅が160ミリ秒である．

3. 鑑別診断

■ 心室調律と完全左脚ブロック

　幅の広いQRS波がある場合，心室調律との鑑別が必要である．P波とQRS波の関係が一定かどうかが重要でこれらが一定であれば，洞調律かつ完全左脚ブロックと診断できる．

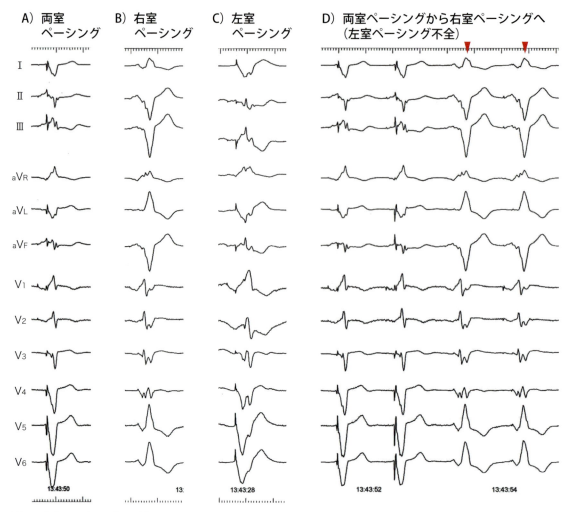

図2 心室ペーシングの波形
▶はQRS波の変化を示す

4. 次にどうするか

　上記，**診断のポイント**の所見より心臓再同期療法（cardiac resynchronization therapy：CRT，両室ペーシング），特に両室ペーシング機能付き植込み型除細動器（CRT-D）の絶対的適応（class Ⅰ）である[1]．両室ペーシングは，徐脈性不整脈に対するペースメーカのような徐脈のバックアップではなく，心不全治療のためのペーシングであり，両室ペーシングがほぼすべての心拍になるように設定する必要がある．

　また，左室あるいは右室どちらかのペーシングが欠落すると心電図が変化するので（図2D），モニター上心室ペーシング波形が規則正しく認められてもQRS波が変化していないかチェックする．植え込み後両室ペーシング（図2A），右室ペーシング（図2B），左室ペーシング（図2C）の波形を記録しておき，モニター上QRS波の変化を認めた場合に12誘導心電図を記録し，チェックする．どのペーシング波形に変化したかを比較すれば診断が可能となる．左室あるいは右室どちらかのペーシングが欠落した場合には，両室ペーシングになるよう設定変更し，あまりにも値

が変化している場合はリード線のずれの可能性を考え，胸部X線を撮影する．

> **解答**
>
> **A1** 完全左脚ブロック，洞調律，左軸偏位
>
> **A2** 洞調律，QRS幅160ミリ秒
>
> **A3** 両室ペーシング機能付き植込み型除細動器（CRT-D）の植え込みを行う
>
> 緊急度　低 **中** 高

文献

1) 日本循環器学会：循環器病の診断と治療に関するガイドライン（2010年度合同研究班報告）不整脈の非薬物治療ガイドライン（2011年改訂版），p28-29：http://www.j-circ.or.jp/guideline/pdf/JCS2011_okumura_h.pdf （2019年2月閲覧）

（髙木雅彦）

第2章 症例問題〜外来・病棟編

症例6. 62歳男性，歩行時胸痛を自覚した

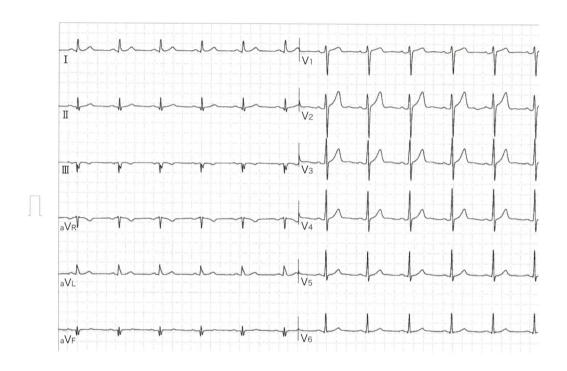

62歳男性．10年以上前に心筋梗塞を発症，冠動脈インターベンション治療を受けている．2型糖尿病で近医加療中であった．夕方の散歩時に前胸部痛を自覚，症状は数分間で治まったため数日後当院外来を受診した．来院時の12誘導心電図を示す．

Q1 心電図上の診断は何か？

Q2 心電図異常の確認のために行うべき検査は何か？

1. 診断のポイント

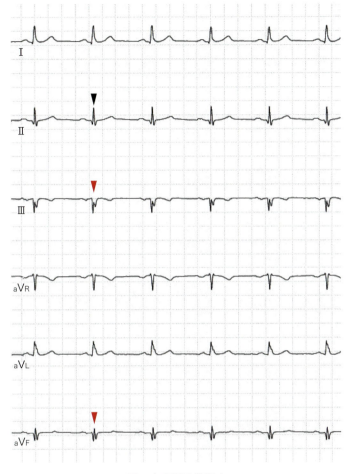

図　本症例の着眼点

Ⅲ，aVF誘導の異常Q波（図▶）がみられ，Ⅱ誘導にはQ波がみられない（図▶）．

2. 心電図波形の所見

　心電図では，ⅢとaVF誘導に異常Q波がみられる．過去に心筋梗塞（OMI）が左室下壁に発生したことが推測できる．一般に，典型的な下壁の陳旧性心筋梗塞（old myocardial infarction：OMI）では心電図でⅡ，Ⅲ，aVFに異常Q波がみられるが，本症例では，心筋梗塞の既往があるとのことで，Ⅱ誘導以外に明瞭な異常Q波があり（図▶），それ以外の誘導に心筋梗塞を疑わせる所見がないことより，下壁のOMIと考える．Q波の幅が0.04秒未満，深さがR波の25％以下のものは病的意義がないという意見もあるが，後述のごとく**典型的なQ波が確認できなくても，OMIが実際存在している場合もあり，注意を要する**．

3. 鑑別診断

1 心筋症
強い心筋障害でも左室下壁領域を反映する心電図誘導に異常Q波が出現することがある．

2 水平位心
Ⅲ誘導のみでQ波がみられることがある．病的意義はないとされている．

3 心電図電極のつけ間違い
四肢誘導電極のつけ間違いでⅡ，Ⅲ，aVF誘導に異常Q波様波形がみられることがある．

4. 次にどうするか

下壁OMIがあるとすれば，低下していると思われる左室壁運動の評価のため経胸壁心エコー検査（UCG）を行う．さらに，胸痛症状については，糖尿病もあり，新たな冠動脈病変による狭心症が原因である可能性も考えられる．循環器専門医に相談，冠動脈評価のための冠動脈CT検査や負荷心筋シンチグラフィー検査を考慮すべきである．

5. より深い話

胸部症状，心筋梗塞の既往がなくとも心電図で下壁領域に異常Q波ともとれる所見がみられることは少なくない．多くの場合はUCGで左室壁運動が正常であれば問題ないと考えるが，下壁心筋梗塞の規模が小さかった場合や，右冠動脈が閉塞していても左冠動脈から側副血行路を受けている場合は典型的心電図所見とならないこともある．高齢，冠危険因子，典型的かつ強い狭心症様症状などの要因しだいでは循環器専門医に相談，より詳しい冠動脈精査を考慮すべきである．

解答

A1 陳旧性下壁心筋梗塞

A2 経胸壁心エコー検査，冠動脈CT検査または心筋シンチグラフィー検査

緊急度　低　**中**　高

（髙石篤志）

第2章 症例問題〜外来・病棟編

症例7. 67歳男性，心電図自動診断の心筋梗塞疑いで紹介された

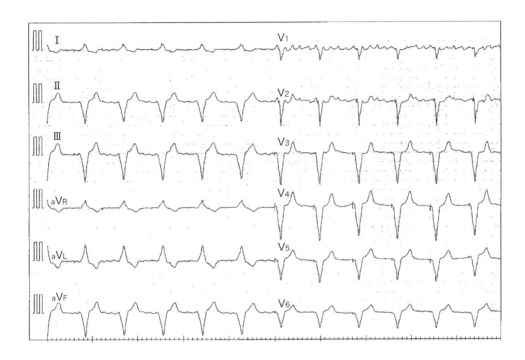

67歳男性．長年他県の大学病院に通院していたが東京に転居したため自宅近くのクリニックを初診．このときの心電図自動診断にて「急性（？）の後壁まで広がった下壁心筋梗塞の疑い」であったため，精査目的で紹介され受診した．胸痛，呼吸困難などの自覚症状は認めていない．12誘導心電図と心電図自動診断の結果を示す．

Q1 自動診断で読みとれていない波形は何か？

Q2 自動診断にある心筋梗塞として対応が必要か？

1. 診断のポイント

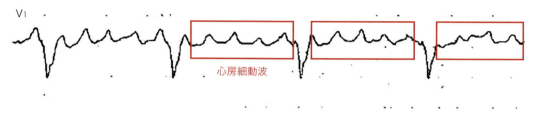

図1　本症例の着眼点

　まず，V1の**基線に心房細動波**が明らかに認められ（図1），自動診断の「心房細動」が正しいことを確認する．その際**心房細動なのに心拍変動がなく，レギュラーリズム**であることに着目すべきである．
　そこでV4，V5に着目してみると，**QRS波の前に鋭いスパイク**（図2▶）が確認できることから心室ペーシング波形であることがわかる（図2）．しかし，心電図自動診断ではこのスパイクを感知していない．スパイクが感知できていれば「**ペースメーカー調律**」と診断される．同時にwide QRSは「非特異的心室内伝導障害」ではなく「ペーシング波形」と判断されるはずである．

2. 心電図波形の所見

　通常，心房細動はRR間隔が不規則となり，**絶対性不整脈を呈する**（図3）．
　基線のf波（心房波）はⅡ誘導，V1，V2誘導などで確認しやすい（図3）．本症例は**心室ペーシング波形**なのでwide QRS波形となる．肢誘導Ⅱ，Ⅲ，aVFでQRSは陰性なので**電気軸は上方**．また，胸部誘導V1〜V6まですべて陰性のQRSであることから**左室の興奮は前方から後方に広がっている**．すなわちペーシングカテーテルの先端は**右室心尖部**にあることがわかる．
　また，Ⅱ，Ⅲ，aVFのST部分は基線より上昇（図4）しており，これが自動診断における「急性（？）の後壁まで広がった下壁心筋梗塞」の根拠と考えられる．ただし，STは下に凸の波形であり，虚血性のST上昇の確率は低い．明らかな胸痛症状もなく，積極的に虚血を疑うべきではないと考えられる．

3. 鑑別診断

1 左脚ブロック

　左脚ブロックであればV1誘導で陰性であっても通常V6誘導は陽性となる．本症例の心電図はすべての胸部誘導で陰性なので，左脚ブロック心電図とは異なる．

2 心室頻拍

　心室ペーシングリズムは心室起源の波形ではあるので心室頻拍との判別はやや困難である．しかし，ペーシングリズムであれば設定レートは50〜70回/分程度であり，心室頻拍よりは遅い．QRSの前のペーシングスパイクを確認できれば心室頻拍は否定できる．

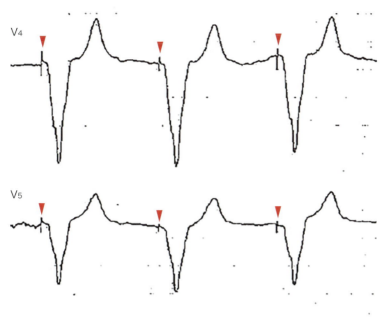

図2　QRS波の前にみられるスパイク

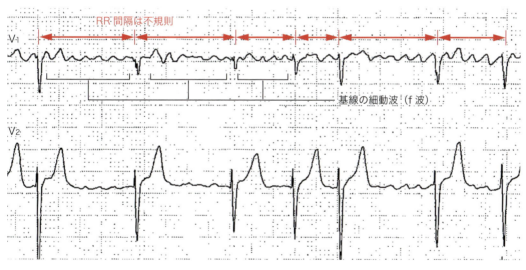

図3　絶対性不整脈の波形

4. 次にどうするか

　本症例の自動診断での心筋梗塞の疑いであるが，**ペーシング波形**であることを勘案すると心電図から心筋梗塞を疑う必然性は低い．ただし，ST上昇が心筋虚血によるものであることを否定することも困難であり，**心筋由来酵素測定など，心電図以外の検査で心筋梗塞を除外することは有用**である．心電図自動診断を心筋虚血チェックの**リマインダーとして活用する**ことは間違いではない．

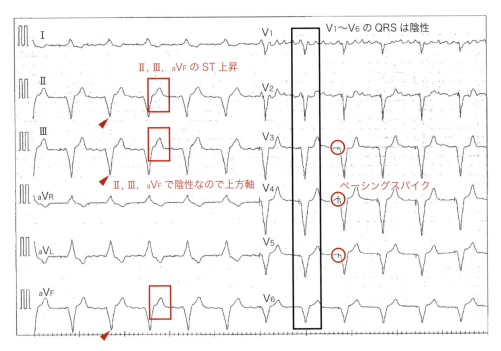

図4　本症例の心電図所見

5. より深い話

　心電図自動診断ではノイズや筋電図を除去するために，時にペーシングスパイクが読めないことがある．目視ではっきり認識できるスパイクを感知できないことは奇異に感じることもあるが，自動診断の限界であり，**受容したうえで自動診断結果を利用していくことが必要**である．心電図でペーシングリズムを疑った場合は必ず患者情報に立ち返って診断を行うことが重要である．すなわち，患者や家族からの聞きとり，前胸部の手術創や皮下のペースメーカの存在，また，端的には胸部X線写真を確認することにより確実に診断できる．

解答

A1 ペーシング波形

A2 虚血の有無を確認するリマインダーとして活用する

緊急度　**低**　中　高

参考文献・もっと学びたい人のために

1）「日本医師会編 生涯教育シリーズ Electrocardiography A to Z 心電図のリズムと波を見極める」（磯部光章，奥村 謙／監，清水 渉，村川裕二，弓倉 整／編，合屋雅彦，山根禎一／編集協力），日本医師会，医学書院，2015

（八島正明）

症例8. 70歳女性，トレッドミル運動負荷試験を施行，胸痛が出現

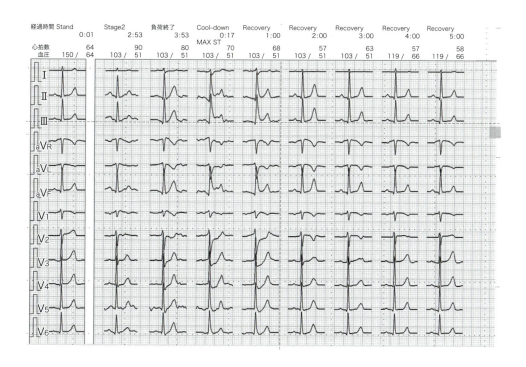

70歳女性．脂質異常症，甲状腺機能低下症にて近医に通院中．安静時および労作時に胸部圧迫感が出現するため，紹介受診された．心エコーでは壁運動は良好．
トレッドミル運動負荷試験で胸痛が出現したため検査を中止，ニトログリセリンのスプレーを使用したところすみやかに胸痛は消失した．運動負荷試験の12誘導心電図を示す．

Q1 運動負荷試験の心電図所見は何か？

Q2 行うべき検査は何か？

1. 診断のポイント

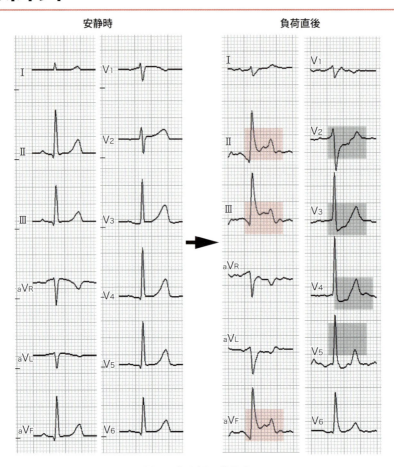

図1　本症例の着眼点

負荷直後にⅡ,Ⅲ,aV$_F$誘導でSTが上昇している（図1 　　）.
V$_2$,V$_3$,V$_4$,V$_5$でSTは低下している（図1 　　）.

2. 心電図波形の所見

　本症例では，運動負荷心電図は虚血判定基準である**ST下降（水平型ないし下降型で0.1 mV以上）およびST上昇（0.1 mV以上）**の確定基準を満たしている．運動負荷でSTが上昇することはより強い虚血が出現していることを示すので緊急の対応が必要になる．V$_2$〜V$_5$誘導のST低下はⅡ,Ⅲ,aV$_F$誘導のreciprocal change（鏡像変化）と考えられる．
　本症例ではニトログリセリンスプレーの使用により，すみやかに胸部症状とST変化は改善した．

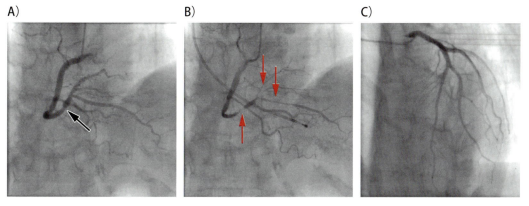

図2　本症例の心臓カテーテル検査

3. 鑑別診断

■ **不安定狭心症ないし急性心筋梗塞，冠攣縮性狭心症**

ST上昇とST下降が両方みられた場合，ST上昇をより有意な所見と判断する．運動負荷試験中は心電図波形が揺れていることも多く，見落とさないようにする．本症例ではST上昇を示しており，いずれも可能性がある．

4. 次にどうするか

血液検査では心筋逸脱酵素の上昇はみられず，心エコーでは明らかな壁運動異常はみられなかった．

一過性にST上昇を認めており，心臓カテーテル検査を行った．右冠動脈#3に25％狭窄を認めた（図2A →）．冠攣縮の関与を疑いアセチルコリン負荷試験を行ったところ，#3,4に99％の狭窄が出現し（図2B →），末梢も攣縮を認めた．ニトログリセリンの冠動脈内への投与で改善した（図2C）．

左冠動脈には狭窄はなく冠攣縮も誘発されなかった．

5. より深い話

器質的狭窄がみられない**冠攣縮性狭心症の約40％前後は労作により誘発**されるとされている．メカニズムについて確定的なものはないが，運動時に分泌されるエピネフリン，ノルエピネフリンを介在した自律神経系が関与しているとされる[2]．

カルシウム拮抗薬が第一選択薬で硝酸薬やニコランジルも効果がある．喫煙者の場合，完全禁煙も必要である．本症例はカルシウム拮抗薬を内服したうえで再度運動負荷試験を施行しているが，胸部症状の出現はみられず，STの上昇や下降はみられていない．

●処方例

症状に合わせて処方を追加

- ベニジピン（コニール®）1回4 mg 1錠　1日1回 朝食後
  - ※1 夜間安静時の胸部がみられるようなら内服を夕食後にも追加する
  - ※2 冠動脈硬化が目立つようならスタチンや抗血小板薬を検討する
- イソソルビドテープ（フランドル®テープ）1日1枚　1日1回 眠前
- ニコラジル（シグマート®）1回5 mg 3錠　1日3回 毎食後

解答

A1 Ⅱ，Ⅲ，aVFのST上昇，およびreciprocal change（V₂〜V₅）

A2 血液検査，心エコー，心臓カテーテル検査（診断：冠攣縮性狭心症）

緊急度　低　中　**高**

文献・参考文献

1) 日本循環器学会：循環器病の診断と治療に関するガイドライン（2009年度合同研究班報告）慢性虚血性心疾患の診断と病態把握のための検査法の選択基準に関するガイドライン（2010年改訂版）：http://j-circ.or.jp/guideline/pdf/JCS2010_yamagishi_h.pdf（2019年2月閲覧）
2) 横山 亮，他：運動誘発性冠攣縮性狭心症と考えられた1例．心臓，43：1484-1487, 2011

冠攣縮性狭心症についてもっと学びたい人のために

1) 「たかが冠攣縮，されど冠攣縮：冠攣縮誘発負荷試験を知れば，冠攣縮性狭心症だけでなく心疾患すべての治療方針がみえてくる」（末田章三/著），メディカ出版，2016

（岡　岳文）

第2章 症例問題〜外来・病棟編

症例9. 84歳男性，トレッドミル運動負荷試験中に胸痛が出現した

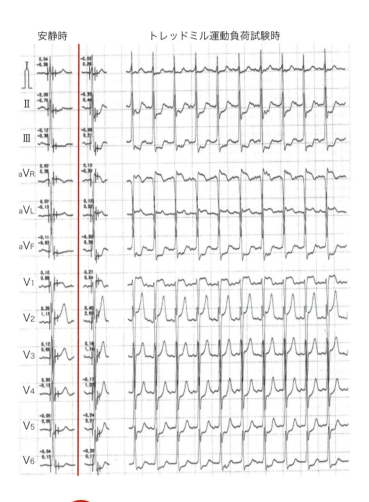

84歳男性，高血圧と糖尿病を指摘されていたが無治療であった．2週間前より，散歩や布団の上げ下ろしなどの軽労作で胸が苦しくなるとのことで来院．トレッドミル運動負荷試験ではBruce法のstage1で胸部症状が出現したため負荷を終了した．運動負荷試験の12誘導心電図を示す（一番左の1列は安静時の12誘導心電図）．

Q1 負荷終了時の心電図所見は？

Q2 考えられる冠動脈の病変は？

Q3 次に行う検査，処置は？

1. 診断のポイント

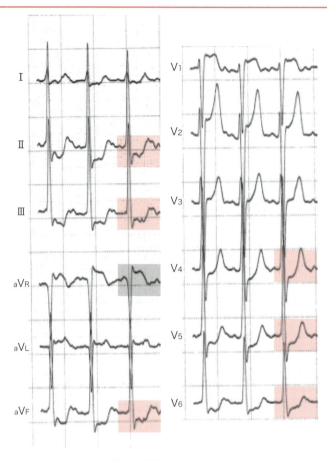

図1 本症例の着眼点

Ⅱ，Ⅲ，aVF，V4，V5，V6誘導でのST低下（水平型ST低下，図1 ■）およびaVR誘導でのST上昇（図1 ■）を認める．Ⅱ誘導では最大0.35 mVのST低下を認める（なおV1のSTが上昇し，V2，V3のT波が先鋭化している）．

2. 運動負荷心電図の虚血判定基準

ST低下（水平型ないし下降型で0.1 mV以上）およびST上昇（0.1 mV以上）の確定基準を満たすため虚血と判断した．

3. 鑑別診断

■ 左主幹部を含む多枝狭窄病変

ST上昇とST低下が広範囲の誘導で認められる．特にaVR誘導でのST上昇は重篤な虚血性を疑う．

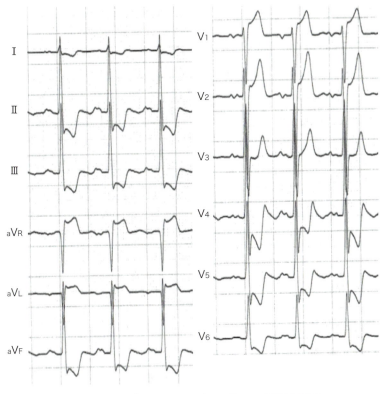

図2　ニトログリセリンスプレー後の12誘導心電図

4. 次にどうするか

　検査終了後，座位ないし臥位で安静にしてもらう．心電図，血圧を継続してモニタリングし，上級医に連絡する（緊急心臓カテーテル検査の準備をする）．
　ニトログリセリンのスプレーを使用し症状，心電図変化を確認する（**血圧確認必要！**）．また，心室期外収縮が頻発，連発するようなら除細動器の準備をする．
　本症例ではニトログリセリン使用後もさらにSTは低下（図2），胸部症状が遷延したため緊急心臓カテーテル検査を行った．

■ 心臓カテーテル検査

　左冠動脈主幹部#5（図3▶）に90％，#7に90％，#12に90％の狭窄を認める（図3A）．また，右冠動脈#1（図3▶）に90％を含むびまん性狭窄あり（図3B）．
　後日，冠動脈バイパス手術を行った．

5. より深い話

　aVRは右肩の方向から左心室内腔を覗く位置にあり"cavity lead"といわれている．広範囲のST低下に加えてaVRの上昇を認めている場合，冠動脈の左主幹部病変や3枝病変の存在を疑うためさらなる精査が必要である．

A) 左冠動脈主幹部 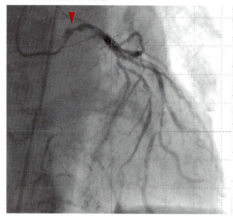 B) 右冠動脈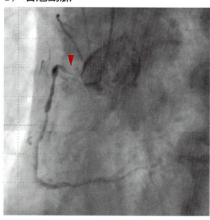

図3 本症例の心臓カテーテル検査

　aVRは，**左室心内膜側の非貫壁性虚血を反映する**．左主幹部や多枝の高度狭窄例では左室心内膜側に広範な虚血が生じるためaVR以外の誘導では広範なST低下を認め，aVRはST上昇として反映される[2]．

　非ST上昇型の急性冠症候群の場合や本症例のように運動負荷試験により虚血が顕性化される場合がある．また，**右冠動脈円錐枝（conus branch）**の虚血によりV1やV2のSTが上昇することも知られている[3]．

解答

A1 aVRのST上昇，Ⅱ，Ⅲ，aVF，V4〜V6のST低下

A2 左冠動脈主幹部を含む3枝病変

A3 安静，ニトログリセリン，心臓カテーテル検査

緊急度　低 中 **高**

文献・参考文献

1) 日本循環器学会：循環器病の診断と治療に関するガイドライン（2009年度合同研究班報告）慢性虚血性心疾患の診断と病態把握のための検査法の選択基準に関するガイドライン（2010年改訂版）：http://j-circ.or.jp/guideline/pdf/JCS2010_yamagishi_h.pdf（2019年2月閲覧）
2) 小菅雅美：第Ⅲ章 非ST上昇型急性冠症候群 2．aVR誘導のST上昇．「心電図で見方が変わる急性冠症候群」（木村一雄，小菅雅美/著），p63，文光堂，2015
3) 今井雄太，他：冠動脈円錐枝の閉塞によりBrugada型心電図を停止心室細動を発症した1例．心臓，42：1476-1482，2010

（岡　岳文）

第2章 症例問題〜外来・病棟編

症例10. 60歳代女性，失神

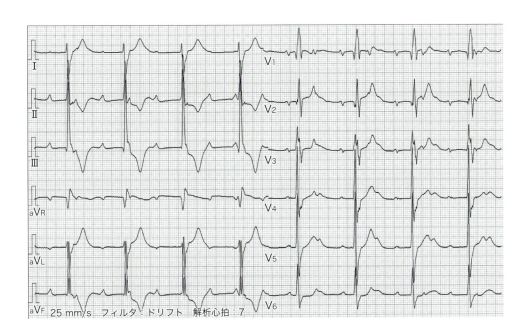

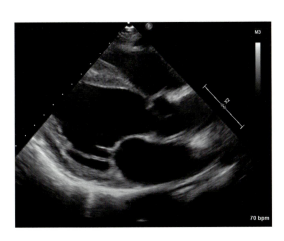

60歳代女性，高血圧症で加療中であった．入院2カ月前から何回か失神することがあった．来院時の心電図および心エコー検査を示す．

Q1 心電図診断は？

Q2 エコー検査から疑われる心疾患は？

1. 診断のポイント

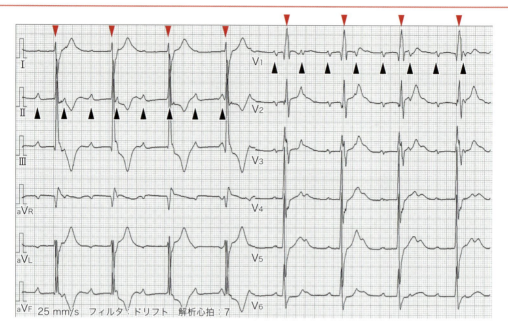

図1　本症例の着眼点

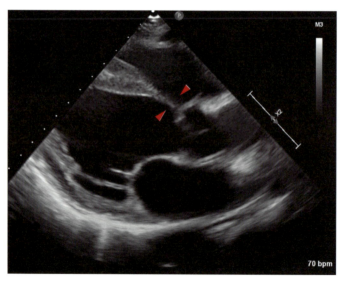

図2　症例の心エコーの画像
　　　心エコー検査では心室中隔基部の菲薄化（▶）を認める

　P波（図1▶）とそれに続くQRS波がみられず（房室解離），補充調律（図1▶）が出現しており，完全房室ブロックである．心エコー検査では心室中隔基部の菲薄化（図2▶）を認める．

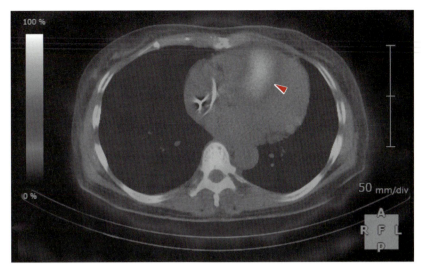

図3　ガリウムシンチグラフィー
左室基部前壁から中隔にかけてガリウムの高集積がみられ（▶），サルコイドーシスの活動性病変が疑われる．（Color Atlas②参照）

2. 心電図波形の所見

完全房室ブロックでは**心房から心室への興奮の伝導が完全に途絶**しており，心室興奮は接合部またはプルキンエ線維から発生する補充調律である．**突然の心停止や，徐脈に伴うtorsade de pointes を起こすことがあるため，注意**が必要である．

3. 鑑別診断

完全房室ブロックの原因の多くは**特発性（変性）**によるものであるが，急性冠症候群，心筋症などにより生じることもある．なかでも，**サルコイドーシス**は多臓器に非乾酪性類上皮細胞肉芽腫を形成する全身性肉芽腫性疾患で，心臓サルコイドーシスでは刺激伝導系を障害するため，房室ブロックの原因として重要である[1, 2]．心筋の炎症や線維化により心室性不整脈（心室期外収縮，心室頻拍，心室細動など）が惹起され，突然死の原因ともなりうる．また，心筋障害により心機能低下が起こり，心不全症状が出現することもある．

本症例では心室中隔基部の菲薄化を認め，ガリウム（^{67}Ga）シンチグラフィーで左室中隔基部にガリウムの高集積があり（図3），心内膜生検においても非乾酪性類上皮細胞肉芽腫を認め，心臓サルコイドーシスの診断となった．

4. 次にどうするか

完全房室ブロックに対しては**ペースメーカの植え込みが必要**である．サルコイドーシスの治療は，免疫抑制治療，心不全治療，不整脈治療の3本柱で行う．心臓サルコイドーシスの診断が得られた段階で全例にプレドニゾロンによる免疫抑制療法を行うことが望ましい．加えて，左室収

縮能低下例,心不全例においては急性・慢性心不全診療ガイドラインに基づいた一般的な心不全管理の基本方針(ACE阻害薬,β遮断薬,抗アルドステロン薬,心臓再同期療法など)を行う[3].

5. より深い話

　心臓サルコイドーシス診断は画像所見に加えて,**壊死を伴わない非乾酪性類上皮細胞肉芽腫を組織学的に証明して確定**されることが基本であるが(組織診断群),心臓サルコイドーシスにおける心内膜心筋生検の陽性率は20〜30%と低いため,心内膜心筋生検による組織診断が得られない症例の場合,画像所見が診断の要となる(臨床診断群).心エコー検査での心室中隔基部の菲薄化や心室瘤,左室収縮不全,ガドリニウム造影MRIにおける心筋の遅延造影,^{67}Gaシンチグラフィー・^{18}F-FDG(フルデオキシグルコース)PETによる活動性炎症を評価する.

解答

A1 完全房室ブロック

A2 心臓サルコイドーシス

緊急度　低　中　**高**

文献・参考文献

1) Kandolin R, et al：Cardiac sarcoidosis：epidemiology, characteristics, and outcome over 25 years in a nationwide study. Circulation, 131：624-632, 2015
2) 日本循環器学会：2014-2015年度活動 2016年版 心臓サルコイドーシスの診療ガイドライン：http://www.j-circ.or.jp/guideline/pdf/JCS2016_terasaki_h.pdf(2019年2月閲覧)
3) 日本循環器学会：日本循環器学会/日本心不全学会合同ガイドライン 急性・慢性心不全診療ガイドライン(2017年度版)：http://www.j-circ.or.jp/guideline/pdf/JCS2017_tsutsui_h.pdf(2019年2月閲覧)

(鎌倉　令)

症例11. 26歳女性,労作時の息切れで受診

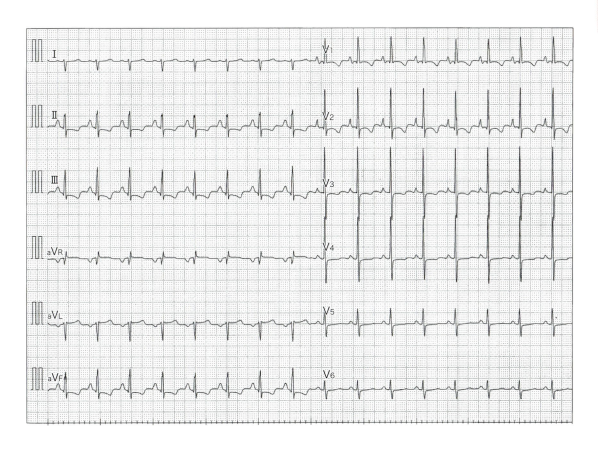

26歳女性,以前に心疾患や心雑音を指摘されたことはない.1年くらい前から労作時息切れを自覚し,近医で気管支喘息として治療されていた.次第に息切れ症状は増悪し,X線画像上,心拡大も認め,当院紹介となった.

Q1 心電図異常の診断は何か？

Q2 考えられる鑑別診断は何か？

1. 診断のポイント（図1）

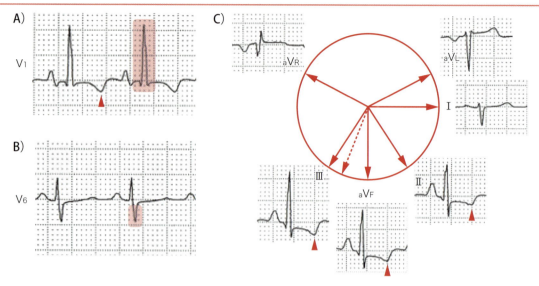

図1 本症例の着眼点

① V₁誘導のR波高値（＞6 mm，R/S比＞1）（図1A ▮）
② V₅，V₆誘導で深いS波（R/S比＜1）（図1B ▮）
③ 前胸部（V₁〜V₄誘導），下壁誘導の陰性T波（図1 ▶）
④ 右軸偏位（＞＋110°）（図1C ╌▶）

2. 心電図波形の所見

　右室肥大により，右室の起電力が増加するため右前胸部誘導のR波が増高し，対側の左側胸部誘導でS波が深くなる．電気軸は右室方向に偏位し，右軸偏位となる．右室負荷により，V₁〜V₄誘導や下壁誘導で陰性T波が出現する．三尖弁逆流も伴い右房負荷所見（Ⅱ誘導のP波増高，V₁〜V₂誘導での尖鋭P波）を認める．この症例のようにV₁誘導の高いR波にST-T変化を伴う場合は，右室圧負荷所見と考えられる．一方，心房中隔欠損症（二次孔欠損）では容量負荷による右室拡大で，心電図上は不完全右脚ブロック＋右軸偏位となる．

　この症例は**特発性肺動脈性肺高血圧症**と診断され，圧負荷による右室肥大所見を呈しており（図2），心不全治療とともにプロスタサイクリン製剤の持続静注を開始した．この症例では心不全症状が増悪し，著明な右室圧負荷所見を認めたため，緊急度は高い．

> ●処方例
> エポプロステノール（フローラン®）2 ng/kg/分で開始．血行動態を観察しながら増量

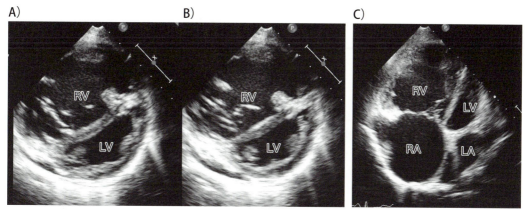

図2　心エコー所見
拡張期および収縮期短軸像（A），心尖部四腔像．右心系（RV，RA）の拡大と，左室（LV）圧排を認める．
（RV：右心室，RA：右心房，LV：左心室，LA：左心房）

3. 鑑別診断

1 V₁誘導の高いR波の鑑別診断

洞調律でV₁誘導の高いR波を示すものとしては，右室肥大のほかに，右脚ブロック，WPW症候群（A型），後壁梗塞があげられる．

1）右脚ブロック

右脚ブロックはV₁誘導でRSR'型の特徴的な波形を示し，鑑別は容易であるが，左脚後枝ブロック（右軸偏位）を伴う場合，容量負荷による右室肥大との鑑別が必要になる．右脚ブロック＋左脚後枝ブロック（二枝ブロック）は，完全房室ブロックへ移行する可能性があり，病歴としてはめまい，失神などの症状がみられる．高齢者が多いが，心エコーなどで鑑別が必要である．

2）WPW症候群

WPW症候群はPQ短縮，デルタ波を見つければ診断は容易である．

3）後壁梗塞

後壁梗塞は左室後面の異常Q波が，前胸部への鏡像変化として高いR波がみられる．ST-T変化の合併，他誘導（側壁誘導や下壁誘導）での異常Q波の存在が鑑別の手がかりとなり，心エコーでの確定が必要である．

2 右室肥大の鑑別診断

右室圧負荷をきたす右室肥大として，**先天性心疾患（肺動脈弁狭窄症，Fallot四徴症など），慢性血栓塞栓性肺高血圧，膠原病による肺高血圧などが臨床的に多い疾患**として鑑別にあがる．

1）先天性心疾患

先天性心疾患では，幼小児期よりの心雑音を指摘されている場合が多い．

2）慢性血栓塞栓性肺高血圧，膠原病による肺高血圧

慢性血栓塞栓性肺高血圧および膠原病による肺高血圧との鑑別は心電図のみでは不可能で，造影CTやシンチグラフィーなどの画像診断や血液生化学検査による特異的な診断が必要となる．
急性肺塞栓では急激な右室圧上昇をきたすため，図1のような右室肥大による心電図変化は現れない．急激な圧負荷による刺激伝導系の伸展により右脚ブロックや房室ブロックをきたし，ま

た前胸部誘導でT波陰転化をきたす．Ⅰ誘導のS波，Ⅲ誘導のQ波・陰性T波（SⅠQⅢTⅢパターン）は急性肺塞栓に特徴的とされるが，出現頻度は高くない．

4. 次に行うべき処置

心エコー，造影CT，血液検査などで前記の鑑別診断を行うとともに，心不全加療および肺血管作動薬の導入が必要になる．慢性血栓塞栓性肺高血圧の場合は抗凝固薬導入が必須で，肺高血圧をコントロールするためにバルーンによる肺動脈形成術が必要となることもある．

解答

A1 右室肥大，右房負荷

A2 肺高血圧をきたす疾患

緊急度　低　中　**高**

文献・参考文献

1) Hancock EW, et al：AHA/ACCF/HRS recommendations for the standardization and interpretation of the electrocardiogram：part V：electrocardiogram changes associated with cardiac chamber hypertrophy：a scientific statement from the American Heart Association Electrocardiography and Arrhythmias Committee, Council on Clinical Cardiology；the American College of Cardiology Foundation；and the Heart Rhythm Society. Endorsed by the International Society for Computerized Electrocardiology. J Am Coll Cardiol, 53：992-1002, 2009
2) 「循環器内科グリーンノート 第2版」（伊藤 浩/編著），中外医学社，2018

（森田　宏）

第2章 症例問題〜外来・病棟編

症例12. 71歳男性，当院定期外来受診中，心電図検査を施行した

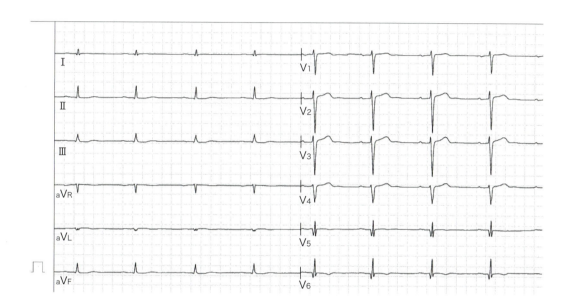

71歳男性．3年前に左回旋枝領域の心筋梗塞を発症，冠動脈インターベンション治療を受けている．定期的に心電図検査を行っており，特に胸部症状はないが，新たな異常の有無確認のため，半年ぶりに心電図検査を行った．

Q1 心電図上の異常所見は？

Q2 回旋枝領域の心筋梗塞で異常所見が現れうる心電図誘導は？

1. 診断のポイント

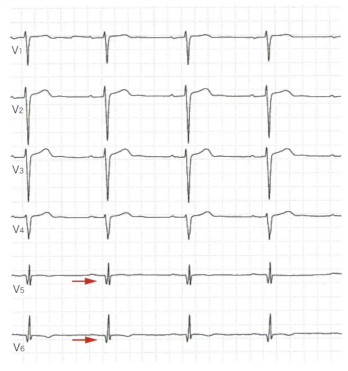

図　本症例の着眼点

V5，V6誘導の異常Q波（図 →）がみられる．

2. 心電図波形の所見

心電図でV5，V6に異常Q波がみられる（図 →）．左回旋枝領域の過去の心筋梗塞所見として矛盾はない．

3. 鑑別診断

■ 心筋症

強い心筋障害でも左室側壁領域を反映する心電図誘導に異常Q波が出現することがある．

4. 陳旧性側壁心筋梗塞でありうる心電図所見は？

左冠動脈回旋枝の心筋梗塞では，回旋枝の閉塞部位により，異常Q波の出現する心電図誘導がさまざまになる．

- Ⅰ・aV_L誘導→左室（高位）側壁→鈍縁枝（obtuse marginal branch：OM）
- V_5～V_6誘導→左室側壁→回旋枝本幹・後側壁枝（posterolateral：PL）

などが典型的である．また，回旋枝が大きく発達して本来右冠動脈が還流する心筋部位までカバーしていれば，**Ⅱ・Ⅲ・aV_F誘導にもQ波が出現することがある**．回旋枝が左室後壁も還流していれば，背部でのQ波がV_1誘導で鏡面像（mirror image）として高いR波を呈する．なお，Ⅰ・aV_L誘導は前下行枝の分枝である対角枝の血流も反映していることを知っておくべきである．

5. 次にどうするか

本症例では，胸部症状もない落ち着いた状態ではあるが，12誘導心電図を過去のものと比較することは必ず必要である．12誘導での異常Q波の存在範囲や，異常Q波の深さに変化がないかを確認，変化があれば，UCG検査や（負荷を含む）心筋シンチグラフィー検査などで心筋梗塞範囲の拡大や，あらたな心筋虚血がないかの確認を行う必要がある．

6. より深い話

左冠動脈回旋枝領域の急性・陳旧性心筋梗塞では，枝の大きさや閉塞部位により，ST-T変化や異常Q波所見が全くない例も少なからず存在する．患者が心筋梗塞の既往ありと申告した場合には，心電図での異常Q波所見がみられなくても，必要に応じ，UCG検査，心筋シンチグラフィー検査などで心筋梗塞の有無，程度を確認するべきである．

解答

A1 陳旧性側壁心筋梗塞

A2 Ⅰ・aV_L誘導　V_5～V_6誘導（Ⅱ・Ⅲ・aV_F誘導）

緊急度　**低** 中 高

（髙石篤志）

第2章 症例問題〜外来・病棟編

症例13. 74歳女性，健康診断で心電図異常を指摘された

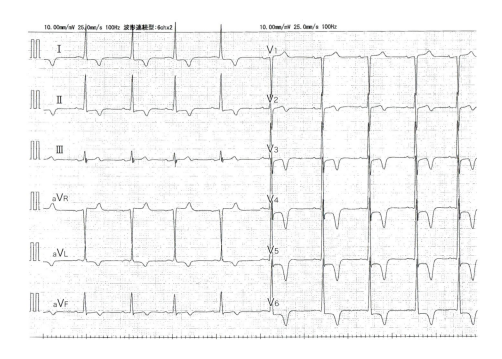

74歳女性，糖尿病で近医にかかりつけ．担当医のすすめで住民健診を受けたところ心電図で異常を認め，精査目的で紹介され受診した．駅の階段昇段時など，労作時に息切れを感じるが日常生活では自覚症状は感じない．心エコー検査を行ったところ，心尖部の心筋肥大を認めた．受診時の12誘導心電図を示す．

Q1 心電図異常所見は何か？

Q2 経過観察において注意すべき点は何か？

1. 診断のポイント

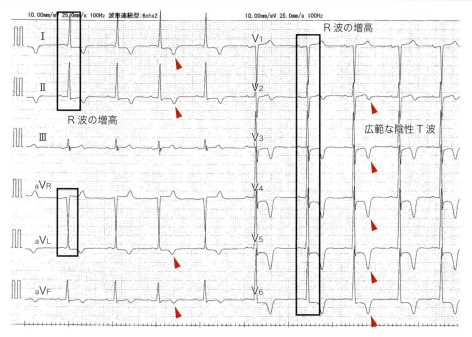

図1　本症例の着眼点

　心電図では胸部誘導のR波の増高と，Ⅰ，Ⅱ，aVL，aVF，V2〜V6の広範なT波の陰転化（図1）を認める．

　以下に心エコー検査所見（図2）を示す．

　心尖部の左室心筋の肥厚（図2内 ➡）を認め，心電図異常とも合致しており，**心尖部肥大型心筋症**と診断できる．**心尖部領域の深い陰性T波は心筋虚血，高血圧性心疾患，心筋症のほか，脳血管疾患の急性期にも認められることがあり，注意が必要**である．胸痛や脳神経症状なども含めて，自覚症状を注意深く聴取し，急性期疾患を除外することを心がける．

2. 心電図波形の所見

① PQ延長

　PQ時間は0.2秒をわずかに超えており，Ⅰ度房室ブロックを認める．

② R波増高

　$V_5R + SV_1$ は5.6 mVであり，**R波増高**が認められる．肢誘導でもR波の増高を認める．

③ T波の陰転化

　T波は**広範な陰転化**を認めている．

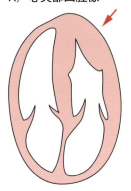
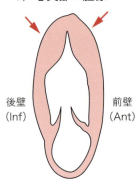
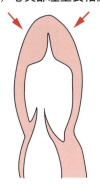

図2　症例の心エコー検査所見

3. 鑑別診断

1 虚血性心疾患

　心筋梗塞の急性期経過中に陰性T波を生じる．胸痛症状の有無，冠動脈支配領域に一致する誘導での心電図変化などを診断の手がかりにする．心エコー検査による壁運動の異常を確認し，**胸痛の有無・経過や心筋由来酵素の上昇の有無**などを参考に必要に応じて冠動脈造影などを検討する．

2 たこつぼ型心筋症

　胸痛，ストレスの存在などに留意し，心エコー検査での心基部の過収縮，心尖部の瘤状拡大による**特徴的な「たこつぼ」のような形態**から診断できる．

3 脳血管疾患

　くも膜下出血などの際に交感神経活性が影響されることにより心電図に**巨大陰性T波**が出現することがある．神経疾患の症状が主となるため，脳出血後の心疾患疑いとして遭遇する機会が多いと考えられるが，稀に心電図異常が先に発見されることもあるため，巨大陰性T波を認めた際には脳血管疾患を想起し，直ちに鑑別する必要がある．

4. 次にどうするか

　肥大型心筋症は心エコー検査にて，左室流出路の収縮期狭窄・閉塞の有無に注意する必要がある．本症例は心尖部肥大型なので通常左室流出路圧較差は生じない．ただし，心室中隔部閉塞型肥大型心筋症などでは高度の圧較差を認め，治療が必要となる場合もある．

　一方，**肥大型心筋症で心室性不整脈を合併**することが知られており，動悸症状の有無を注意深く聴取し，ホルター心電図検査などで不整脈の有無を精査する必要がある．

5. より深い話

心尖部肥大型心筋症は**日本からはじめて報告**[1]されており，東北アジア人に多い．わが国の肥大型心筋症の約1/4が心尖部肥大型心筋症である，との報告もある．**心尖部肥大型心筋症の予後**は，左室流出路狭窄を伴う肥大型心筋症や，拡張相肥大型心筋症に比し**良好**で，心エコー検査による注意深い経過観察は要するものの，自覚症状や不整脈などを認めない場合は，特別な治療を要しないものもある．

解答

A1 高いR波を認める左室負荷像

A2 定期的心エコー検査のほか，労作時の症状や不整脈の出現に注意

緊急度 **低** 中 高

■引用文献

1) 日本循環器学会：循環器病の診断と治療に関するガイドライン（2011年度合同研究班報告）肥大型心筋症の診療に関するガイドライン（2012年改訂版）：http://www.j-circ.or.jp/guideline/pdf/JCS2012_doi_h.pdf（2019年2月閲覧）
↑肥大型心筋症の病態，診断，治療を網羅している．日々の診療のリファレンス．

■参考文献・もっと学びたい人のために

1) 「レジデントノート増刊 心電図の読み方，診かた，考え方」（池田隆徳/編），12（2），羊土社，2010
↑レジデントノート増刊の名著．ふんだんな心電図で疾患の理解に役立つ．

（八島正明）

第2章 症例問題〜外来・病棟編

症例14. 70歳男性，近医で心電図異常を指摘された

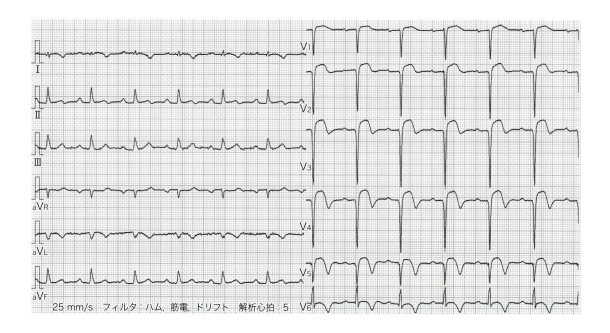

70歳男性，近医で心電図異常を指摘され紹介受診．以前から高血圧，糖尿病，脂質異常症の治療を受けている．1日20本，50年間の喫煙歴あり．家族歴は父に心筋梗塞，兄弟に狭心症がいる．半年前に翌日まで持続する胸痛のエピソードがあったが，自然に軽快したことから受診はしなかった．今回検診で心電図を記録したところ異常を認めた．

現症：身長160 cm，体重70 kg，血圧154/96 mmHg，脈拍75回/分 整，心雑音は認めないがⅢ音を聴取する．肺野にラ音聴取せず，下腿浮腫なし．

血液検査：Hb 15.0 g/dL，HbA1c 7.5 %（NGSP），TG 350 mg/dL，HDL-Chol 29 mg/dL，LDL-Chol 135 mg/dL，Cre 0.91 mg/dL，BNP 260.5 pg/mL

来院時の12誘導心電図を示す．

Q1 この心電図から考えられる疾患は何か？

Q2 次に行うべき検査は何か？

Q3 この疾患において今後注意を要する点は何か？

1. 診断のポイント

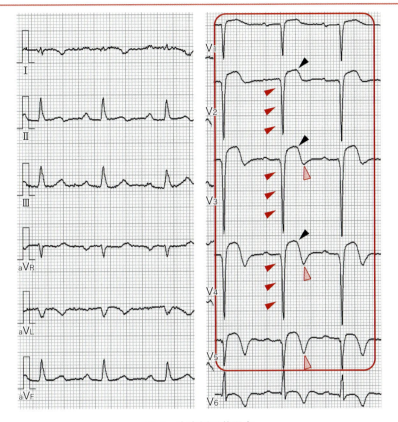

図1　本症例の着眼点

① 解剖学的に隣接する2つ以上の誘導でR波の消失と異常Q波を認める（図1▶）．
② 異常Q波を認める誘導で持続的なST上昇を認める（図1▶）．

2. 心電図波形の所見

　本症例の心電図は洞調律，脈拍75回/分とリズムは正常である．しかし，胸部誘導でV1～V5まで広範囲にR波の消失とQ波の出現を認め（図1▭），STの上昇も伴っている．**Q波は巨大かつR波の消失を伴っていることから異常Q波であり陳旧性広範前壁心筋梗塞の所見**である．またV1～V5におけるSTの持続的な上昇は心室瘤の存在を示唆している[1]．急性期の広範前壁心筋梗塞との鑑別は困難であるが，T波が陰転化（図1▷）している点に注目すると発症から時間が経過していることがうかがえる．また，肢誘導における鏡像変化を認めないことも診断の一助となる．

3. 鑑別診断

1 急性前壁心筋梗塞

　前述の通りT波の陰転化を認めること，肢誘導での鏡像変化を認めないことから時間が経過し

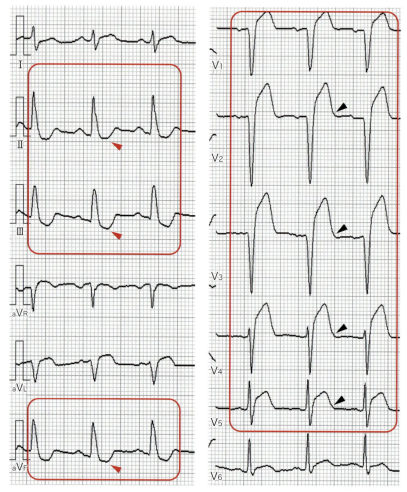

図2 急性期の広範前壁心筋梗塞の心電図
肢誘導の▶では鏡像変化によるST低下を認め，胸部誘導の▶ではT波の陰転
を認めない

ていることがうかがえる．参考として急性期の広範前壁心筋梗塞の心電図を示す（図2）．

2 急性心膜炎・急性心筋炎

　鏡像変化を認めない点，ST上昇を伴う点において同一であるが，一般的に急性心筋炎や急性心膜炎では持続的なST上昇は伴わずT波の陰転化も認めない．ただし，**心筋炎では一部の症例において心筋障害が慢性期にも持続し心室瘤を形成してST上昇を伴うようになる場合**があり，その場合の鑑別は困難である[2]．

3 たこつぼ型心筋症

　ST上昇を広範囲に認めるという点では同様であるが，異常Q波の出現やR波の消失を伴うことは少ない．また，直近に**胸痛などの症状を伴っている場合**が多い．

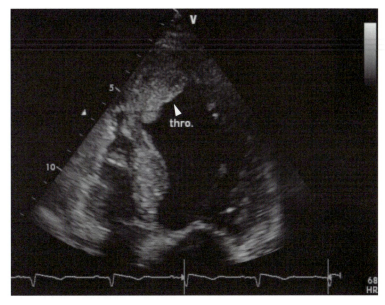

図3 心尖部の心室瘤に血栓を認める心エコー画像
心尖部に血栓を認めた（▷）

4. 次にどうするか

　まず経胸壁心エコーを行い心室瘤の存在を確認する．心室瘤があると心尖部からの観察で心筋壁運動の消失ならびに心筋の菲薄化が認められる．心室瘤の多くは心尖部に認められるが，一部に側壁や下壁に生じるものもあり注意して観察することが必要である．

　また，心室瘤の成因の多くは心筋梗塞によるものであることから心臓カテーテル検査，もしくはそれに準じた冠動脈の詳細な評価が必要である．

5. より深い話

　心室瘤は時に**心室内血栓**を伴うことがある．また，経過のうちに血栓が出現することがあるので定期的な心エコーでのフォローアップが必要である．図3は心尖部の心室瘤に血栓を認めた症例である．時に全身塞栓症の原因となることがあるため，**血栓を認めた場合は抗凝固療法が必要**である．抗凝固療法により血栓が消失（図4）したとしても，その後も継続して抗凝固薬の内服を必要とすることが少なくない．

　また，心室瘤は心拍出に寄与しないことから心機能は低下しており，心不全を合併することも多い．さらに，瘤となっている部位は瘢痕化組織であり，そこを起点として時に心室頻拍を認めることがあり留意が必要である．

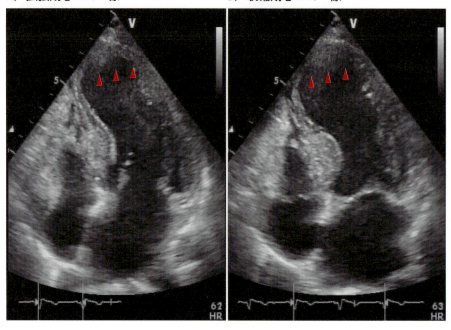

図4 抗凝固療法による血栓の消失
ワルファリン内服から数カ月後血栓は消失した．心尖部心筋の菲薄化と瘤状変化（▶）を認める

解答

A1 陳旧性前壁心筋梗塞に伴う左室心室瘤

A2 心エコー検査，心臓カテーテル検査

A3 心室内血栓，心不全，心室頻拍

緊急度　低　**中**　高

文献・参考文献

1) Galiuto L, et al：Functional and structural correlates of persistent ST elevation after acute myocardial infarction successfully treated by percutaneous coronary intervention. Heart, 93：1376-1380, 2007
2) Toda G, et al：Left ventricular aneurysm without coronary artery disease, incidence and clinical features：clinical analysis of 11 cases. Intern Med, 39：531-536, 2000

（野坂和正）

症例15. 49歳男性，くり返す動悸発作を有するWPW症候群患者

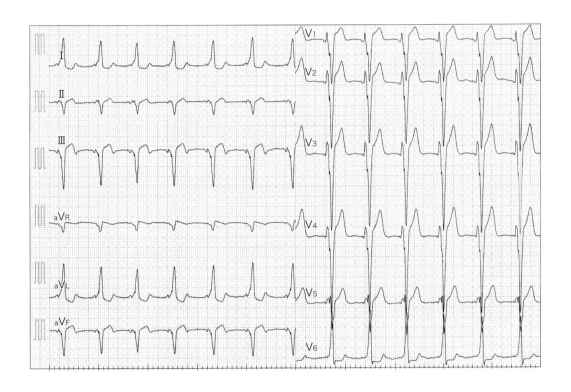

49歳男性，心室中隔欠損症で5歳時に手術歴あり．健診でWPW症候群を以前より指摘されている．動悸発作が頻回に起きるようになったため，カテーテルアブレーション目的で紹介受診した．来院時の12誘導心電図を示す．

Q1 副伝導路が存在する部位はどこと予想されるか？

1. 診断のポイント

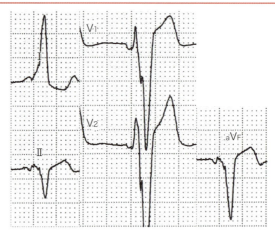

図1　本症例の着眼点

　12誘導心電図からは下記の①〜③を読みとれるようにする（図1）
① Ⅰ誘導：（＋）のデルタ波，V₁誘導：R＜S
② Ⅱ誘導：（±）のデルタ波
③ V₁誘導：（＋）のデルタ波，aV$_F$誘導：（±）のデルタ波，Ⅱ誘導：（±）のデルタ波

2. 心電図波形の所見

　WPW（Wolf-Parkinson-White）症候群はV₁誘導波形を用いた分類がよく知られており（A型：Rパターン，B型：rSパターン，C型：QSまたはQRパターン），A型は左側，B型は右側，C型は中隔を示唆する．より詳細な副伝導路部位予測のためのアルゴリズムがいくつか報告されているが，Arrudaらのアルゴリズムを図2に示す[1]．本アルゴリズムでは，デルタ波極性の判定はQRS波初期20ミリ秒の極性で判定する．Arrudaアルゴリズムで右自由壁と判定されても（図2，＊1），V₂誘導でR≧S，Ⅲ誘導のデルタ波が（＋）でない場合は左後中隔を示唆し[2]，また中中隔の場合（図2，＊2），V₂誘導でR≧S，V₁誘導のデルタ波が（±）のときは左中中隔を示唆するとの報告がある[3]．このアルゴリズムを用いると，本例の副伝導路部位は右後壁・右後側壁が示唆される．マッピングの結果は右後側壁の副伝導路だった．

3. 鑑別診断

1 A型WPW症候群

　Arrudaのアルゴリズムによると，デルタ波はⅠ誘導で（±）（図3▶），V₁誘導のR＞Sから左自由壁の副伝導路，さらにaV$_F$誘導のデルタ波は（＋）（図3▶）であり，左側壁または左前側壁が示唆される．典型的な心電図を図3に示す．マッピングの結果は左前側壁の副伝導路であった．

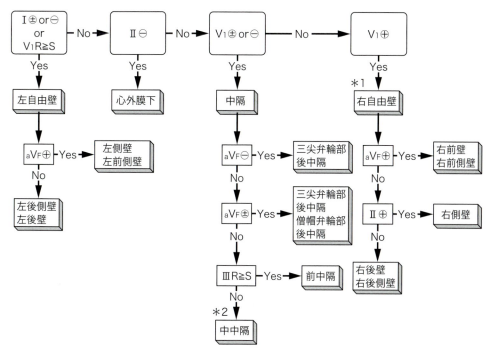

図2 副伝導路部位予測のArrudaアルゴリズム
文献1より引用

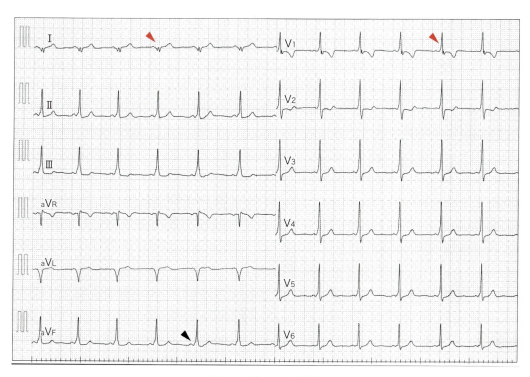

図3 A型WPW症候群

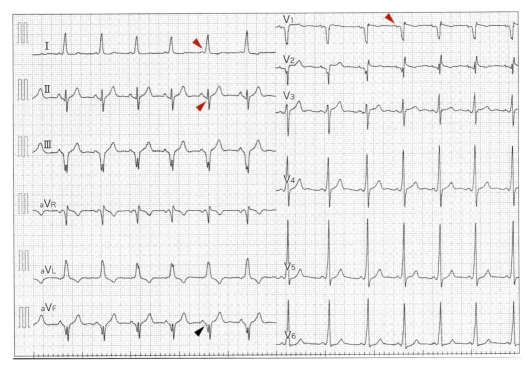

図4　C型WPW症候群

2 C型WPW症候群

　デルタ波極性はI誘導で（＋），V1誘導のR＜S，II誘導のデルタ波（±），V1誘導で（−）（図4▶）であり，Arrudaアルゴリズムでは中隔副伝導路と判定される．さらにaVF誘導のデルタ波（図4▶）は（−）であり，右後中隔の副伝導路が示唆される．典型的な心電図を図4に示す．マッピングの結果は右後中隔の副伝導路であった．

4. 次にどうするか

　WPW症候群のカテーテルアブレーションを行う場合，**事前に副伝導路の存在部位を予測しておくこと**は，アプローチ法の選択やマッピングを行う際に重要な情報となる．ただし，予測アルゴリズムは非常に有用だが，完全ではないため，予測された部位で良好な電位指標が得られなかったときには，その部位に固執せず，近傍や対側中隔などを調べる柔軟な姿勢も大切である．

5. より深い話

　顕性WPW症候群の心電図は正常の刺激伝導系からの興奮と副伝導路を介する興奮の融合波形のため，刺激伝導系の興奮が強いとデルタ波が小さく，副伝導路部位診断は困難となる．しかしQRS幅が120ミリ秒に満たないような早期興奮の弱いデルタ波を有する例では，最近の報告によると，A型以外のケースでは，無害の束枝－心室間副伝導路（fasciculoventricular pathway）が

原因のことが多いとされており[1]，特に無症候例では考慮に入れる必要がある．

解答

 右後壁または右後側壁

緊急度 **低** 中 高

引用文献

1) Arruda MS, et al：Development and validation of an ECG algorithm for identifying accessory pathway ablation site in Wolff-Parkinson-White syndrome. J Cardiovasc Electrophysiol, 9：2-12, 1998
2) Chiang CE, et al：An accurate stepwise electrocardiographic algorithm for localization of accessory pathways in patients with Wolff-Parkinson-White syndrome from a comprehensive analysis of delta waves and R/S ratio during sinus rhythm. Am J Cardiol, 76：40-46, 1995
3) Chang SL, et al：Electrocardiographic and electrophysiologic characteristics of midseptal accessory pathways. J Cardiovasc Electrophysiol, 16：237-243, 2005

参考文献

1) Suzuki T, et al：Differentiating fasciculoventricular pathway from Wolff-Parkinson-White syndrome by electrocardiography. Heart Rhythm, 11：686-690, 2014

（丸山光紀）

第2章 症例問題〜外来・病棟編

症例16. 76歳女性，動悸を主訴に来院

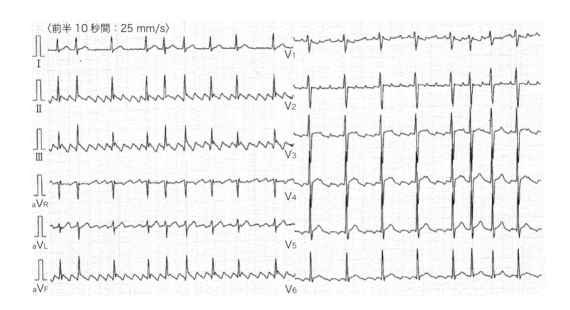

76歳女性．高血圧，糖尿病で近医で投薬加療を受けている．以前より年に数回，2時間持続する動悸発作があった．症状はそれほど強くなく様子をみていたが，最近頻度が増えて毎月起こるようになったため外来を受診した．来院時の12誘導心電図を示す．

Q1 このリズムは何か？

Q2 まず行うべき治療は何か？

1. 診断のポイント

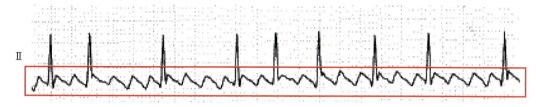

図1　本症例の着眼点

Ⅱ，Ⅲ，aVF誘導でノコギリの刃のような特徴的な波形（陰性鋸歯状波）を認める（図1）．

2. 心電図波形の所見

　電気的興奮が心房内を240〜440回/分の頻度で規則正しく旋回することによって生じ，右房三尖弁輪を反時計方向に旋回するものを通常型心房粗動，それ以外を非通常型心房粗動と呼ぶ．
　通常型心房粗動は，心電図のⅡ，Ⅲ，aVF誘導でノコギリの刃のような波形（陰性鋸歯状波）を認めることで診断される．**非通常型心房粗動は，陰性鋸歯状波以外の規則正しい粗動波**が認められる場合に診断される．

3. 鑑別診断

1 心房頻拍

　以前は心房レートが240回/分以下で，隣り合う心房波間に基線を有するものを心房頻拍（図2▶），心房レートが240〜440回/分で心房波間に基線を認めないものを心房粗動として区別していた．心臓電気生理学検査およびカテーテルアブレーションの進歩とともに，頻拍の機序を含めて分類することが多くなり，現在，非通常型心房粗動と心房頻拍の呼称の厳密な区別は専門家の間でも曖昧になっている．

2 心房細動

　RR間隔が全く不整でP波は認めず，基線の揺れ（細動波）を認める．**第2章 症例17**を参照いただきたい．

4. 次にどうするか

　治療は心房細動に準じる．この症例においては**第2章 症例17**のCHADS₂スコアで3点（高血圧，高齢，糖尿病）であるため，抗凝固療法の適応となる．直接作用型経口抗凝固薬（DOAC）の内服を開始した．また外来の待合いで診察を待っているときに発作はおさまったため，DOACの投薬を外来で継続することとした．その後も動悸発作をくり返すため，抗不整脈薬の定期内服を開始したが効果は乏しく，半年後，カテーテル治療（カテーテルアブレーション）を行った．

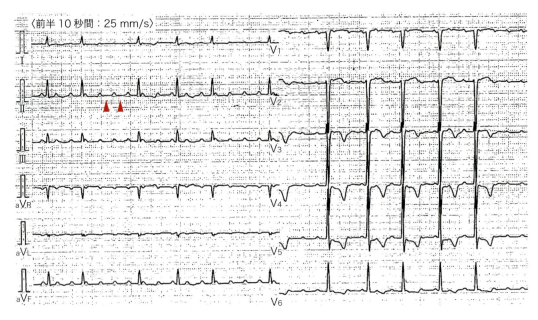

図2　心房頻拍　隣り合う心房波間に基線を認める

5. より深い話

　通常型心房粗動は右心室心尖部から右心房に向かって眺めたときに**右房内で三尖弁輪周囲を反時計方向に電気興奮が旋回する頻脈性不整脈**である．心電図Ⅱ，Ⅲ，aVF誘導でみられる陰性鋸歯状波1つが三尖弁輪周囲の反時計方向回旋1周に相当する．興奮旋回路のどこかで横切るようにして電気を通さない性質をつくることができれば頻拍は成立しなくなる．三尖弁と下大静脈間の解剖学的峡部は比較的容易にカテーテルを操作することができるため，同部位が通常型心房粗動に対するカテーテルアブレーションの際のターゲットとなる[1, 2]．同部位を線状に通電して伝導ブロックを作成することにより90％以上の成功率で根治が得られる[1]．

> **解答**
>
> **A1**　通常型心房粗動
>
> **A2**　抗凝固療法を開始する

緊急度　低　**中**　高

文献・参考文献

1) 日本循環器学会：循環器病の診断と治療に関するガイドライン（2008年度合同研究班報告）不整脈薬物治療に関するガイドライン（2009年改訂版）：http://www.j-circ.or.jp/guideline/pdf/JCS2009_kodama_h.pdf（2019年2月閲覧）
2) 日本循環器学会：循環器病の診断と治療に関するガイドライン（2010年度合同研究班報告）不整脈の非薬物治療ガイドライン（2011年改訂版）：http://www.j-circ.or.jp/guideline/pdf/JCS2011_okumura_h.pdf（2019年2月閲覧）

（田中耕史，井上耕一）

第2章 症例問題〜外来・病棟編

症例17. 77歳男性，3カ月前から持続する動悸

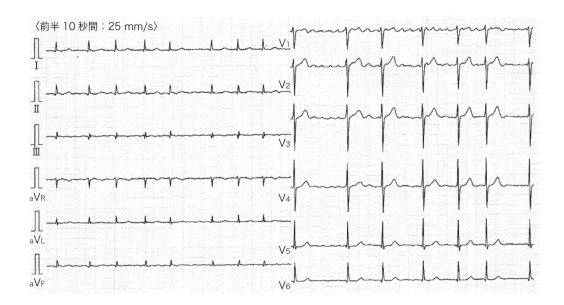

高血圧，糖尿病に対して投薬加療中の77歳男性患者．3カ月前から動悸，倦怠感を自覚するようになった．定期受診時に脈が不整であったため記録した12誘導心電図を示す．症状は軽度の動悸のみ．

Q1 このリズムは何か？

Q2 まず行うべき治療は何か？

1. 診断のポイント

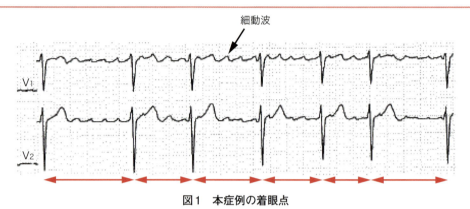

図1 本症例の着眼点

RR間隔は全く不整で（図1 ◆━━▶），P波は認めず，基線の揺れ（細動波）を認める（図1）．

2. 心電図波形の所見

　心房細動では心房が無秩序に高頻度で興奮するため，洞調律のときのようにR波の直前にP波は認められず，基線には細かく揺れ動く細動波が認められる（図1）．心房の興奮は房室結節を経て心室に伝導するが，心房の興奮が1：1でそのまま伝導するのではなく，間引かれて心室に伝導する．心房での興奮が無秩序に起こっているため心室に伝わる興奮も間隔はバラバラになり，RR間隔は全く不整になる．統率のない速い不規則な心房興奮のため有効な心房興奮はなくなり，心室充満に対して心房は関与しなくなるため心拍出量は減少する[1]．

3. 鑑別診断

■ 心房粗動，心房頻拍

　心房粗動，心房頻拍において房室伝導比がまちまちである場合，RR間隔は不整になり心房細動とまぎらわしくなる．詳しくは**第2章 症例16**を参照いただきたい．

4. 次にどうするか

　心房細動を認めた場合，**血行動態をまず確認し，緊急で脈拍コントロールや除細動を要するか，心不全を合併していないかを確認**する．この症例は定期外来受診時に偶然見つかった心房細動であり，また3カ月前より動悸を自覚することがあったことより，初発の発作ではないことが強く示唆される．症状も軽度で，心拍数も88回/分であるため緊急の対応は不要である．

　心房細動による血流のうっ滞により左心房内（特に左心耳）に血栓が形成されやすいため，脳血栓塞栓症や全身性塞栓症のリスクとなる．まずは抗凝固療法の適応の有無を評価し，適応の場合は直ちに導入する[1]．心房細動患者に対する抗凝固療法は$CHADS_2$スコア（表，図2）を参考

表 CHADS₂スコア

	リスク因子	点数
CHF	心不全	1
HT	高血圧	1
Age	75歳以上	1
DM	糖尿病	1
Stroke	脳梗塞，TIAの既往	2

非弁膜症性心房細動における脳梗塞発症のリスク評価のためのスコア．各リスク因子の頭文字をとって名前がつけられている．脳梗塞/TIAの既往は2点でその他は各1点とし，6点満点で点数化を行う．CHF：congestive heart failure，HT：hypertension，DM：diabetes mellitus，TIA：transient ischemic attack（一過性脳虚血発作）．文献2を参考に作成

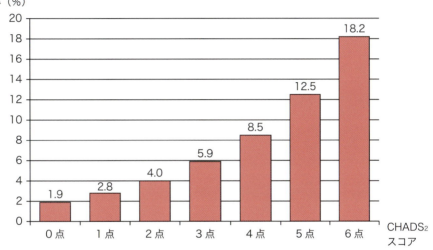

図2 CHADS₂スコアと脳梗塞発症率
CHADS₂スコアが高ければ高いほど脳梗塞を発症するリスクは高くなる．文献2を参考に作成

に決定する．

　ガイドラインに基づき適切な抗凝固療法を行ったうえで，血行動態や基礎疾患，心房細動の持続期間や自覚症状などを加味して，心房細動を洞調律に戻すか（リズムコントロール），心房細動のまま心拍数を調節して保存的にみるか（レートコントロール）を決定する．

　当症例ではCHADS₂スコアは3点（高血圧，高齢，糖尿病）であり，直接作用型経口抗凝固薬（direct oral anticoagulants：DOAC）の内服を開始した．症状を有するためリズムコントロールを行う方針とし，抗不整脈薬の内服を開始したが洞調律化は困難であったため，後日カテーテル治療（カテーテルアブレーション）を行った．

解答

A1 心房細動

A2 抗凝固療法を開始する

緊急度　低 **中** 高
※緊急度は患者の状態によって異なる

文献・参考文献

1) 日本循環器学会：循環器病の診断と治療に関するガイドライン（2012年度合同研究班報告）心房細動治療（薬物）ガイドライン（2013年改訂版）：http://www.j-circ.or.jp/guideline/pdf/JCS2013_inoue_h.pdf（2019年2月閲覧）
2) Gage BF, et al：Validation of clinical classification schemes for predicting stroke：results from the National Registry of Atrial Fibrillation. JAMA, 285：2864-2870, 2001

（田中耕史，井上耕一）

症例 18. 79歳男性，心不全で入院した際に記録された心電図

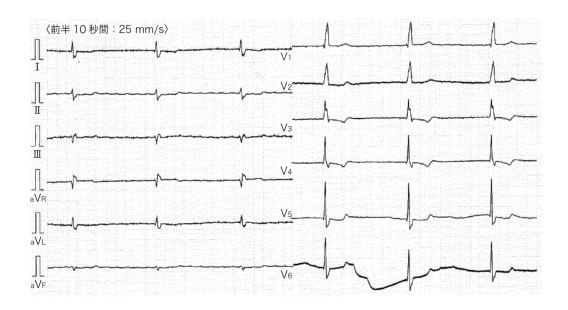

79歳男性で，重症僧帽弁閉鎖不全に対し僧帽弁形成術を施行されている．持続性心房細動を有しており外来でワルファリン内服による抗凝固療法が行われていた．家人に顔のむくみを指摘され救急外来を受診し心不全の診断で入院となった．入院時の12誘導心電図を示す．

Q1 このリズムは何か？

Q2 治療はどうするか？

1. 診断のポイント

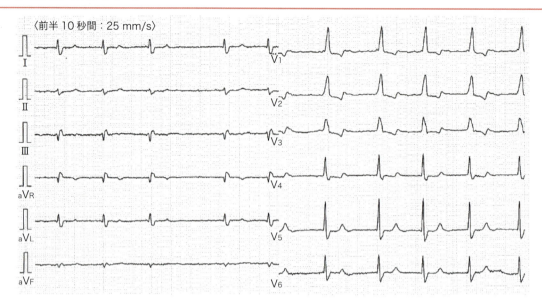

図1　本症例の入院1カ月前の心電図

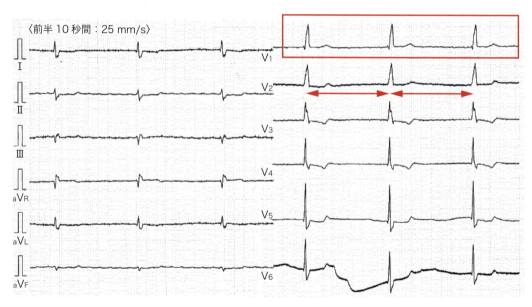

図2　本症例の着眼点

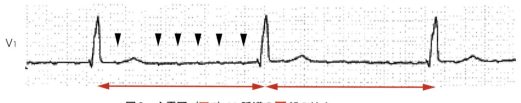

図3　心電図（図2）V₁誘導の□部の拡大
RR間隔（⟷）は等しいが細動波（▼）を認める

入院1カ月前の心電図（図1）を示す．右脚ブロック波形で左軸偏位を呈しており（二枝ブロック），心拍数は57回/分，RR間隔は絶対的に不整であるため，心房細動と診断される．一方で入院時の心電図のRR間隔は等しく（図2, 3 ←→），心拍数は35回/分と非常に遅い．入院時の心電図と比べ12誘導ともに波形はほぼ同じである．しかも，よく見るとR波とR波の間は全くの基線ではなく，非常に小さい波がいくつも認められる（図2, 3）．
　心房のリズムは心房細動であること，心室は整であり，心房細動以外の脈であることがわかる．心房と心室が解離しており，完全房室ブロックになった状態と判断される．

2. 心電図波形の所見

　第2章 症例17で述べたように，**心房細動はRR間隔は全く不整（絶対的不整脈）で，P波は認めず，基線の揺れ（細動波）が認められることで診断される**．心房は無秩序に高頻度で興奮しており，それが房室結節を経て心室に伝導する．この際，房室伝導能が低下すると心室に伝播する興奮頻度は低下し，心拍数が遅い心房細動，すなわち徐脈性心房細動となる．徐脈性心房細動は心房細動に房室伝導の低下を伴っている状態である．さらに房室伝導の低下が進み完全房室ブロックになると，心房から心室への興奮が完全に途絶えてしまうため，何もしなければ心拍数がゼロになってしまう．そのためブロック以遠の心室は自発的に興奮して生命を維持するよう代償機転が働く．これを心室補充調律という．補充調律は最低限の代償機転であるため，興奮頻度は少なく，突然停止することもあり，非常に危険な状態である．房室ブロックが刺激伝導系のどの部位で起こるかによって，心室補充調律のQRS幅や興奮頻度が異なる．一般に下位でブロックが起こるほど，補充調律のQRS幅はより広くなり，興奮頻度は低下する．
　本症例の補充調律のQRS波形は心房細動時とほぼ同じであるため，比較的高位でブロックが起こり補充調律も出ていると思われる．

3. 鑑別診断

■ 洞不全症候群

　洞性徐脈や洞房ブロックの場合にはQRS波の前にP波が必ず先行しているので鑑別は比較的容易である．完全に洞結節からの興奮が消失してしまう洞停止が持続する場合には心室補充調律となるため，心房細動に完全房室ブロックが伴ったものと鑑別は時に難しくなる．洞停止により心室補充調律を呈した心電図をあげる（図4）．
　この図4は，洞不全症候群の患者に心臓電気生理学的検査を行ったときに記録された12誘導心電図である．心拍数は37回/分であった．心臓内部に電極カテーテルを留置して心内電位を見たところ，心室電位のみが記録され，心房電位は記録されなかった．隣り合うQRSとQRSとの間は完全に基線になっている．一方，心房細動に完全房室ブロックを合併し心室補充調律をきたしている場合には心房は高頻度に興奮しているため**本症例の心電図**と図1〜3に示すように基線に揺れ（細動波）を認める．

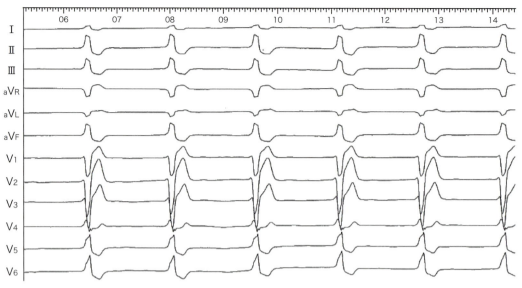

図4 洞停止により心室補充調律を呈した心電図

4. 次にどうするか

　当症例はもともと心房細動であったのが完全房室ブロックを合併することによって徐脈となり，心不全に陥ったと考えられた．心不全の改善と突然死の予防のため，直ちにカテーテル室で右内頸静脈から一時的ペースメーカを挿入し，右心室からペーシングをすることで心不全から脱することができた．心不全から脱した後も完全房室ブロックは改善しなかったため，ガイドラインに基づき[1]，後日，恒久的ペースメーカの植え込みを行い自宅退院することができた．

解答

A1 心房細動に完全房室ブロックを合併した状態

A2 一時的ペースメーカの留置

緊急度　低　中　**高**

文献・参考文献

1) 日本循環器学会：循環器病の診断と治療に関するガイドライン（2010年度合同研究班報告）不整脈の非薬物治療ガイドライン（2011年改訂版）：http://www.j-circ.or.jp/guideline/pdf/JCS2011_okumura_h.pdf（2019年2月閲覧）

（田中耕史，井上耕一）

症例 19. 69歳男性，動悸と易疲労感を常に認めていた

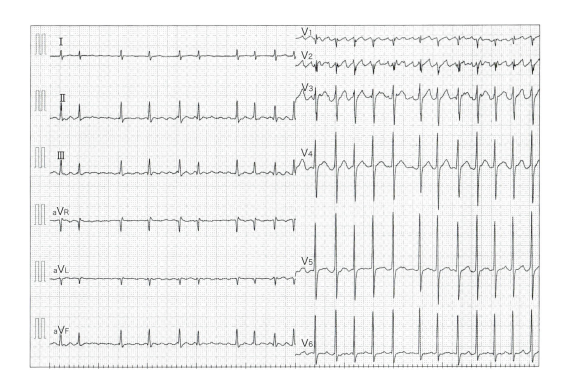

69歳男性，高血圧で内服加療中．3年前から動悸発作をときどき自覚していたが，最近は動悸と易疲労感を常に認めていた．肩関節を脱臼し，整形外科病院に入院したが，入院中の心拍数が持続的に高値のため，手術延期となり紹介受診した．
来院時，意識清明，身長 169 cm，体重 60 kg，血圧 116/87 mmHg，脈拍 124 回/分 不整
胸部：心雑音なし，Ⅲ音（＋），肺野ラ音なし，下腿浮腫なし
胸部X線：心胸郭比 52.4 %，左少量胸水（＋），肺うっ血（±）
経胸壁心エコー検査：AoD 35 mm，LAD 49 mm，IVS 6 mm，PWT 7 mm，LVDd 48 mm，LVDs 36 mm，EF 48 %，軽度のびまん性左室壁運動低下あり，有意な弁膜症なし
来院時の12誘導心電図を示す．

Q1 リズム異常の診断は何か？

Q2 次に行うべき処置は何か？

1. 診断のポイント

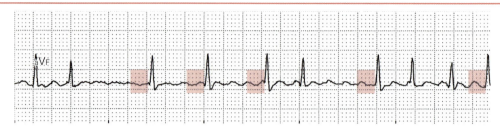

図1　本症例の着眼点

① RR間隔の絶対的不整
② P波がない．心房細動波の存在

2. 心電図波形の所見

　RR間隔の不整には規則性がなく，絶対的不整を呈している（irregularly irregular）．また1心拍のみに着目すると一見P波様の波形を呈しているものもあるが，ほかの部分を確認すると再現性をもって同じ形を示すものはなく，これがP波ではなく細動波（f波）を表していることがわかる（図1■）．本例の心電図ではf波が明瞭だが（coarse AF），f波振幅が低い心房細動（fine AF）では，**一見すると平坦な基線のように見えることがあり注意が必要**である．

3. 鑑別診断

1 頻発性心房期外収縮または多源性心房頻拍

　心房期外収縮が多発しているとRR間隔が不整となり，心房細動に見えることがある．P波の形が3種類以上ある場合は多源性心房頻拍と呼ばれる．加えて心電図の記録状態が悪いと，**基線のアーチファクトがf波様に見え，心房細動と誤認する原因になるので注意が必要**である．可能ならば12誘導心電図を記録して，**P波の有無**（図2）**を確認することが心房細動との鑑別に大切**である．

2 心房粗動

　心房粗動でも房室伝導比が不定だとRR間隔が不整となり，心房細動のように見える（図3）．特に非通常型の心房粗動では，粗動波が鋸歯状にならないので見落としやすい．鑑別の基本は**12誘導心電図を記録し，粗動波の有無を確認**することである．

4. 次にどうするか

　本例は頻脈性心房細動にうっ血性心不全を伴っており，最初の治療は心房細動のレートコントロールである．以前はジゴキシンが第一選択だったが，労作時など交感神経緊張時のレートコン

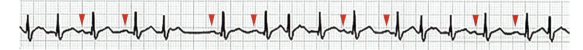

図2　多源性心房頻拍の心電図
RR間隔は不規則だが，P波（▶）が存在している

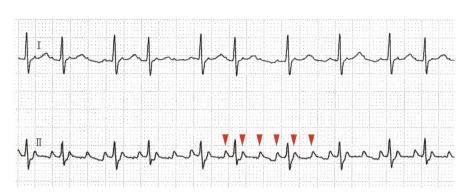

図3　不整なRR間隔を呈する心房粗動
Ⅱ誘導をみると，粗動波（▶）が明らかである

トロール作用が弱く，現在はβ遮断薬が第一選択である．

> ●処方例
> ビソプロロール（メインテート®）1.25〜5 mg　1日1回　朝

　喘息などでβ遮断薬が使用できないときは，ベラパミルやジルチアゼムもレートコントロールに有効だが，心機能抑制作用が特に前者で強いので，**心機能低下例では注意が必要**である．レートコントロールが不十分なときは，上記薬剤の併用投与を行うが，難治例で特に重度心機能低下例ではレートコントロール目的でアミオダロン（アンカロン®錠）を使用する場合もある．また血栓塞栓症予防のための抗凝固療法も必須である．早急なコントロールが必要な場合は，経食道エコーで血栓有無を確認のうえ，電気的除細動も考慮される．本例でみられた左心機能障害はびまん性の壁運動低下で，虚血などほかに心機能低下をきたす原因がなく，頻脈持続に伴うものが疑われた（頻脈誘発性心筋症）．本例はレートコントロールを行って心不全が改善した後に，カテーテルアブレーションを行い洞調律となった．術後，症状は消失し，左心機能も正常化した．

5. より深い話

　心房細動のレートコントロールにおける心拍数の目標値はいくつだろうか？　以前は安静時80回/分未満など，より厳格なコントロールが求められていたが，RACE Ⅱ試験では安静時110回/分未満の緩徐なコントロール群の臨床転帰は厳格コントロール群と同程度だった[1]．しかしRACE Ⅱ試験では緩徐コントロール群も観察期間中は90回/分未満となっており，安静時心拍数の目標値としては，**100回/分未満程度をめざすのが妥当**と思われる．注意すべきこととして，心拍数

は労作時と安静時では異なるため，患者の活動度が高いと安静時心拍数の評価のみでは不十分となるし，また基礎心疾患，高血圧などの併存疾患の有無で心機能悪化の閾値は異なってくる．そのため目標心拍数は患者ごとに設定すべきで，症状や心機能の経過次第で，緩徐なコントロールで留めるか，より厳格にコントロールするかを決定するのがよい．また心不全患者ではレートコントロールを行うよりも，アブレーションでリズムコントロールを行った方が心機能をより改善し，予後も良好であることがCASTLE-AF試験により示された[2]．したがってアブレーションにより洞調律維持が期待できる心不全患者では，本例のように積極的にアブレーションを検討すべきである．

解答

A1 頻脈性心房細動

A2 レートコントロール治療，抗凝固療法

緊急度　低　**中**　高

文献・参考文献

1) Van Gelder IC, et al：Lenient versus strict rate control in patients with atrial fibrillation. N Engl J Med, 362：1363-1373, 2010
2) Marrouche NF, et al：Catheter Ablation for Atrial Fibrillation with Heart Failure. N Engl J Med, 378：417-427, 2018

（丸山光紀）

症例20. 71歳女性，不整脈加療中の倦怠感の増強

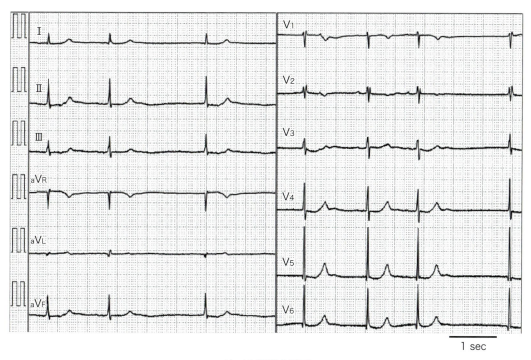

A) 12誘導心電図

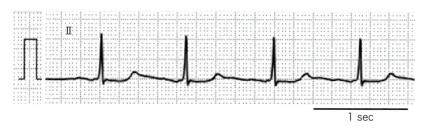

B) ビソプロロール減量，ベラパミル中止後の心電図

71歳女性，心拍数120回/分の心房頻拍発作で入院加療中，ジギタリス0.0625 mgとビソプロロール1.25 mg/日では頻脈時の脈拍コントロールが不十分であり，ビソプロロールを2.5 mg/日に増量，さらにベラパミル80 mg/日を追加したところ倦怠感の増強を認めた．12誘導心電図（A）を示す．
ジギタリス血中濃度0.6 ng/mL（0.8〜2.0），血液ガス，血清電解質，一般生化学検査は基準値内であった．徐脈性不整脈の原因として，内服薬の関与が疑われたため，ビソプロロールを減量しベラパミルを中止した．中止後の心電図では心拍数67回/分の洞調律となり徐脈は改善した（B）．

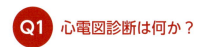 心電図診断は何か？

1. 診断のポイント

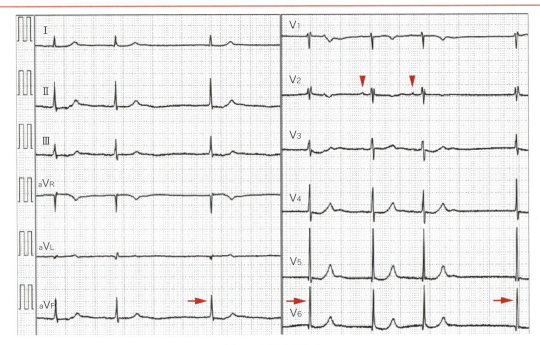

図　本症例の着眼点

　高齢者に対して複数の薬剤を投薬し徐脈を呈している．P波の消失（図▶）を認め**洞不全症候群**であることは容易に判断できる．薬剤中止後に徐脈は改善されており，薬剤による洞不全症候群と診断される．

2. 心電図波形の所見

　基礎の洞調律はP波（図▶）に続くQRS波形と考えられるが，一貫したP波の出現はなく，洞性徐脈に加えて，洞房ブロックあるいは洞停止を認める．またP波を伴わず，洞調律時に類似した狭いQRS波形の補充調律が混在している（図➡）．

3. 鑑別診断

■ ジギタリス中毒

　ジギタリス中毒では，食思不振や倦怠感などの全身症状に加えて，頻脈性と徐脈性の双方の不整脈を生じる可能性がある．なかでも心室性不整脈と房室ブロックの頻度が高く，低カリウム血症，低マグネシウム血症，低ナトリウム血症，高カルシウム血症，低タンパク血症，アルカローシスなどがあればジギタリス有効血中濃度以下でも中毒症状が出現することがある．ジギタリス中毒の場合，**カルシウム製剤は心室性不整脈を増悪させる可能性があり投与してはいけない**．

　臨床的に徐脈性不整脈をきたす原因となる頻度が高いのは**β遮断薬**，ジヒドロピリジン系カル

シウム拮抗薬である．心不全，不整脈の治療薬として多く使用されているが，有症候性の徐脈で薬剤が関与している可能性を疑った場合には，まず薬剤を中止する．徐脈と同時に失神や心不全をきたしている場合には一時ペーシングの挿入が必要である．

4. 次にどうするか

薬剤性徐脈では，洞不全症候群，房室結節ブロックとも起こしうるが，薬剤導入後，比較的短期間で顕著になることが多い．一方で，薬剤で徐脈が顕在化する症例では，もともと洞機能，房室結節機能の低下を認める場合が多く，最終的にペースメーカ植込み術を必要とする症例も多い[1, 2]．

解答

 洞不全症候群（洞房ブロックまたは洞停止）

緊急度　低　**中**　高

文献・参考文献

1) Lee JH, et al：Prognosis and natural history of drug-related bradycardia. Korean Circ J, 39：367-371, 2009
2) Zeltser D, et al：Drug-induced atrioventricular block：prognosis after discontinuation of the culprit drug. J Am Coll Cardiol, 44：105-108, 2004

（島本恵子，相庭武司）

第3章 症例問題〜救急編

症例1. 66歳男性，倦怠感と息苦しさを訴え来院

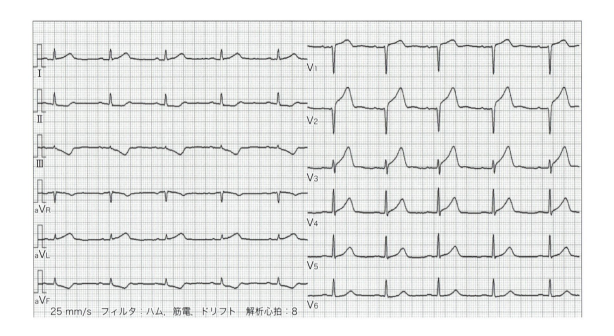

66歳男性，近医にて糖尿病，脂質異常症を加療されていた．今朝起床後から食欲がなく，倦怠感を自覚．息苦しさも訴えるようになったため，家族とともに来院した．
現症：身長165 cm，体重66 kg，脈拍71回/分 整，血圧156/90 mmHg，意識清明，心雑音は聴取せず，両肺野で軽度湿性ラ音を聴取，下肢に浮腫は認めない．
来院時の12誘導心電図を示す．

Q1 次に行うべき検査は何か？

Q2 診断は何か？

Q3 次に行うべき処置は何か？

1. 診断のポイント

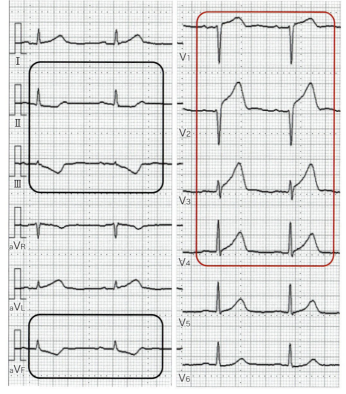

図1　本症例の着眼点

① 解剖学的に隣接する2つ以上の誘導に異常ST上昇を認める[1]（図1 V_1〜V_4 ▢）．
② 心筋梗塞領域の対側に位置する誘導に鏡像変化としてのST低下を認める（図1 Ⅱ，Ⅲ，aV_F ▢）．

2. 心電図波形の所見

　前胸部 V_1〜V_4 誘導に異常ST上昇を認め，急性前壁中隔梗塞を疑う所見である．対側に位置する下壁誘導（Ⅱ，Ⅲ，aV_F 誘導）に鏡像変化としてのST低下を認める（図1）．**下壁誘導のST低下は，左前下行枝近位部閉塞による左室心基部梗塞の有用な指標**である．同じ前下行枝閉塞でも遠位部閉塞の場合は，左室心基部梗塞とならないため対側に位置する下壁誘導のSTは低下しない（図2 Ⅱ，Ⅲ，aV_F ▢）．

3. 鑑別診断

1 早期再分極

　若年男性に多い無症候性のST上昇で，加齢とともに減少する．上に向かって凹型のST上昇が，V_3〜V_6 やⅡ，Ⅲ，aV_F 誘導でみられ，しばしばnotch（J波）を形成する．前壁心筋梗塞との鑑

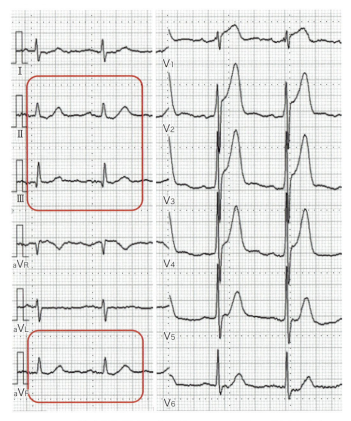

図2 前下行枝遠位部閉塞の心電図ではSTの低下は認められない

別が困難な例もあるが，経時的な変化がないことで鑑別できる．

2 心膜炎

心膜炎のST上昇は炎症の存在を反映しており，炎症のある心外膜領域に対応する広範囲のSTが上昇する．早期再分極同様に上に向かって凹型のST上昇がみられる．心筋梗塞と異なり対側に位置する誘導の鏡像変化は認めない．

3 たこつぼ型心筋症

左室心尖部を中心とした一過性の収縮低下を呈する疾患であり，ST上昇を広範囲に認める．心筋梗塞と比較して異常Q波や鏡像変化の出現頻度が低いとされている．たこつぼ型心筋症の判別に，aVR誘導でのST低下があり，V1誘導でST上昇がないことが有用であると報告されている[2]．

4. 次にどうするか

病歴は心筋梗塞の診断や治療にきわめて重要であり，治療が遅れることがないよう迅速に行う必要がある．心エコー検査による左室壁運動異常の検出は，心電図のみでは診断が困難な場合にも有用であり，病歴聴取や血液採取などと並行して行うべきである．

ST上昇心筋梗塞では，いかに早期に良好な再灌流を得るかが，短期および長期の予後を左右する．重要なことは，**来院後早期に診断し**，**カテーテル検査を行い**，**90分以内に再灌流を得ること**である．

5. より深い話

　心電図一枚で心筋梗塞の診断を確定するのは容易ではない．心筋梗塞の心電図は刻々と変化するため，過去の心電図と比較をすることや，経時的にくり返し心電図を記録することで，診断の精度を向上させることができる．

解答

- **A1** 心エコー検査・冠動脈造影
- **A2** 急性前壁心筋梗塞
- **A3** 冠動脈インターベンション

緊急度　低　中　**高**

文献・参考文献

1) PARAGON-B Investigators. : Troponin T and quantitative ST-segment depression offer complementary prognostic information in the risk stratification of acute coronary syndrome patients. J Am Coll Cardiol, 41：371-380, 2003
2) Kosuge M, et al：Differences in negative T waves among acute coronary syndrome, acute pulmonary embolism, and Takotsubo cardiomyopathy. Eur Heart J Acute Cardiovasc Care, 1：349-357, 2012

（土井正行）

第3章 症例問題〜救急編

症例2. 50歳代女性，突然の胸痛で救急車要請後に失神した

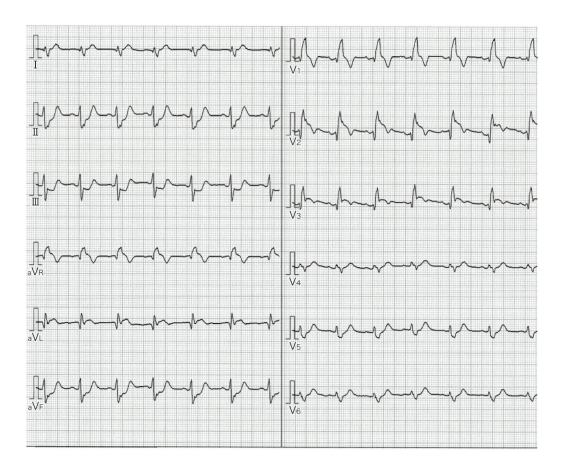

50歳代女性，コンビニの駐車場で突然，胸痛が出現したため自分で救急要請．救急隊到着時には失神しており，当院に搬送時，ショックバイタルで心電図記録後CPAとなった．

Q1 気づくべき心電図所見は？

Q2 臨床所見と心電図から考えられる疾患は？

1. 診断のポイント

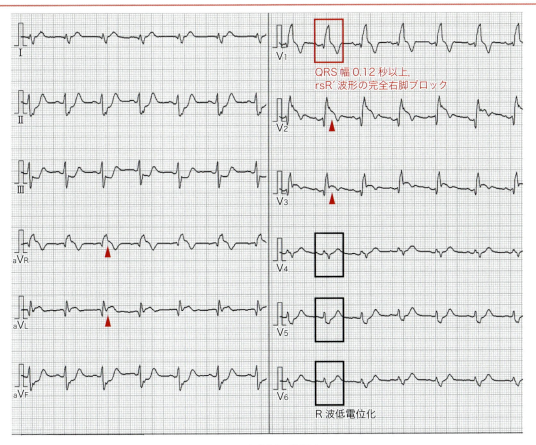

図1 本症例の着眼点

　低心拍出症候群をきたすような広範な心筋障害が生じたときの心電図変化が読めるかがポイントである．本症例では完全右脚ブロック（図1 □），ST上昇（V2，V3，aVR，aVL）（図1 ▲）と右脚ブロックのための参考所見ではあるが，V4〜V6のR波の低電位化である．

2. 心電図波形の所見

1 aVRのST上昇

　ショックバイタルにかかわらず，ST上昇が目立たない場合に必ずaVRのST上昇はチェックするべき所見である．V1のST上昇よりもaVRのST上昇が高度な場合，左主幹部の急性心筋梗塞（acute myocardial infarction：AMI）を疑う．
　また本症例のように，**aVR以外のST上昇所見がV2，V3，aVLにしかみられず，どの冠動脈の急性心筋梗塞か判断がつきにくいところも左主幹部を疑うポイント**になる．

2 広範な左室心筋障害

　左室心筋の大部分を栄養する左主幹部が閉塞した場合，心電図所見としては左室心筋起電力の

低下（R波低電位化），左室内刺激伝導系障害（QRS幅延長）をきたす．

　本症例では，V_4〜V_6のR波の低電位所見がある．**R波の大きさは左室心筋量を反映しているため，活動できる心筋量が減っている状態**が示唆される．またQRS波形は163ミリ秒と延長し完全右脚ブロックを呈しており左室心筋内の刺激伝導系のダメージを疑う．大きな左前下行枝の近位部閉塞でも説明はつくが，広範な範囲での胸部誘導のST上昇がないことが合致せず，左主幹部閉塞を疑う．

　左主幹部梗塞では，刺激伝導系障害の結果として，左脚ブロックをきたすこともあれば，脚ブロックとまではいえないような心室内伝導障害を呈する場合もある．

● **ここがピットフォール**

左主幹部の心筋梗塞は致命率が高く絶対に見逃してはならないし，迅速な対応（責任冠動脈の再灌流）が求められる疾患である．診断に迷うようなST上昇とaV_RのST上昇所見を認める場合や，心室内の刺激伝導系異常を呈する場合は左主幹部梗塞の可能性を常に念頭においておくことが重要である．

● **ここがポイント**

aV_RのST上昇と，広範な領域の心筋が障害されるとR波が小さくなりQRS幅が伸びる！

3. 鑑別診断

1 急性心筋炎

　急激な血行動態破綻を起こしうる．広範な左室心筋が障害されることより，左主幹部閉塞と同様の心電図変化をきたしうる．ただ，自覚症状や先行する感染イベント，発熱などの炎症所見の有無から鑑別できる．左主幹部梗塞と迷うような急性心筋炎は，PCPS（percutaneous cardiopulmonary support：経皮的心肺補助装置）や補助循環用ポンプカテーテル（IMPELLA）の適応となるため，同時に心臓カテーテル検査で冠動脈造影や心筋生検を行い確定診断となる．

2 急性大動脈解離による左主幹部梗塞

　背部痛や移動する胸背部痛を訴える症例はもちろん，すべての左主幹部梗塞を疑う症例において念頭におくべきである．心電図所見のみでは鑑別がつかないため，非常に切迫した状況ではあるが，**心エコーで上行大動脈の解離所見（フラップ）の有無，大動脈弁逆流の有無，心嚢液の有無**を短時間でチェックする．単純・造影CTを追加するか否かは，血行動態などに合わせて症例ごとで判断することになる．

4. 次にどうするか

　左主幹部の急性心筋梗塞では，直ちに血行再建を行わなければ救命できない．そのため，迅速に心臓カテーテル検査（冠動脈造影）を行う．血行動態が破綻した場合は，血流途絶により広範囲の心筋が動くことができない状態であるためアドレナリン静注はほぼ無効である．心臓マッサー

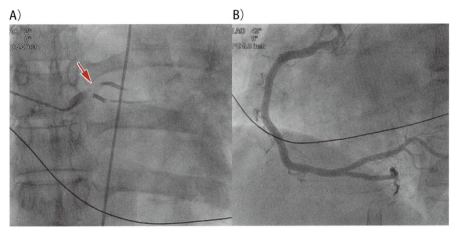

図2 本症例の左主幹部完全閉塞
緊急冠動脈造影を行ったところ,右冠動脈には有意狭窄を認めなかった(B)が,左冠動脈は主冠部で完全閉塞を認めた(→).造影剤を長く注入しているうちに左前下行枝左回旋枝が造影されはじめた(A)

ジをしながら直ちにPCPSを導入し,早急に冠動脈造影,血行再建を行う.

　本症例では,来院後PCPSを直ちに導入し,冠動脈造影を行ったところ,左主幹部完全閉塞を認めた(図2).直ちにPCI(血栓吸引後に左主幹部から左前下行枝にステントを留置)を行い,左前下行枝,左回旋枝ともに良好な拡張,血流を得ることができた.

解答

A1 aVR,aVL,V2,V3のST上昇,完全右脚ブロック

A2 左主幹部の急性心筋梗塞

緊急度 低 中 **高**

文献・参考文献
1) 有馬 健,他:左主幹部閉塞を認めた急性心筋梗塞症例の心電図所見と予後.日救急医会誌,7:69-75, 1996
2) Yamaji H, et al:Prediction of acute left main coronary artery obstruction by 12-lead electrocardiography. ST segment elevation in lead aVR with less ST segment elevation in lead V (1). J Am Coll Cardiol, 38:1348-1354, 2001

(細木信吾)

第3章 症例問題〜救急編

症例3. 75歳女性，家族の突然死後に胸痛を訴え受診

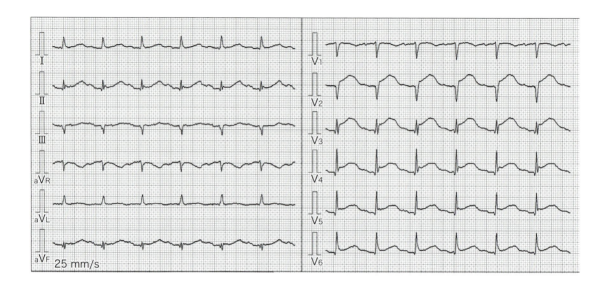

75歳女性，近医に高血圧で加療中だった．家族の突然死の後に胸痛を自覚し，我慢していたが改善しないため受診した．来院時の12誘導心電図を示す．
AST（GOT）81 U/L（H），ALT（GPT）23 U/L，LDH 317 U/L（H），ALP 122 U/L，γ-GTP 36 U/L，CPK 659 U/L（H），CPK-MB 25 U/L（H），H-BNP（院内）549 fmol/mL（H），白血球数 4,300/μL，赤血球数 450万/μL，ヘモグロビン 14 g/dL，血小板数 22.6万/μL

Q1 この心電図から，最も疑わしい疾患は何か？

Q2 鑑別すべき疾患は何か？

1. 診断のポイント

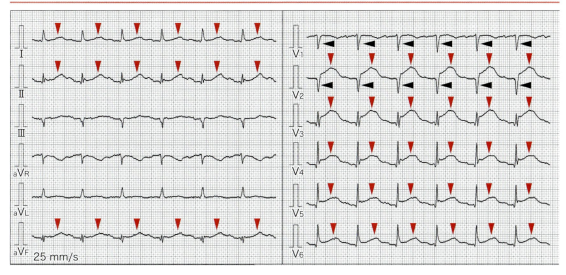

図1　本症例の着眼点

本症例の診断はたこつぼ型心筋症である．**心因的ストレスや，身体的ストレスを受けた後に発症する**ケースが多い．心電図では，発作時に90％以上の症例で**ST上昇**を認め（図1▶），発症後48時間以内にT波の陰転化やQT延長がみられる．STの鏡像変化を認めない．また，心エコー検査では，典型的な所見として**左室心尖部の膨張，壁運動高度低下と基部の過収縮**を認める．

2. 心電図波形の所見

Ⅰ，Ⅱ，aV$_F$，V$_2$〜V$_6$のST上昇（図1▶）とV$_1$〜V$_2$にQ波形がみられる（図1▶）．

3. 鑑別診断

① 急性前壁心筋梗塞
STの鏡像変化を認め，ST上昇がV$_1$〜V$_3$で顕著，異常Q波形を認める（たこつぼ型心筋症では，V$_1$でST上昇の欠如とaV$_R$でのST低下の場合が多い）．

② 脳血管疾患
CT，MRIで脳梗塞，脳出血のチェックを行う．

③ 褐色細胞腫
くり返す高血圧発作がみられ，副腎腫瘍が認められる．

④ 心筋炎
感染症状の後の発症かどうかを確認して，心エコー検査で壁運動異常部位の壁肥厚をチェックする．

A）冠動脈造影検査

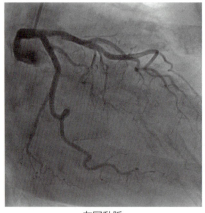
左冠動脈

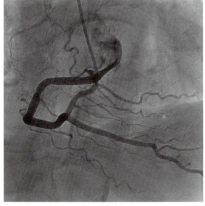
右冠動脈

B）左心室造影検査

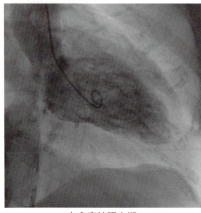
左心室拡張末期

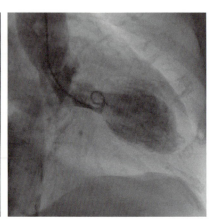
左心室収縮末期

図2　症例の血管造影検査

4. 次にどうするか

　心エコー検査で，心尖部中心の壁運動異常を観察し，心臓カテーテル検査で診断する．左心室内部の圧較差が，大きいようならばβ遮断薬の投与も考える．

　図2Aは冠動脈造影検査であり，左，右冠動脈ともに有意狭窄や閉塞病変を認めない．しかし，図2Bの左心室造影検査では，心尖部中心の壁運動低下を認め，左冠動脈前下行枝，左冠動脈回旋枝，右冠動脈のどれか1つの狭窄，閉塞では説明できないことが特徴である．

5. より深い話

　たこつぼ型心筋症は，早期に壁運動の改善する良性の疾患と考えられがちであるが，わが国の調査では，死亡率4.5％，再発率3.5〜11％であり，死亡例では早期の心破裂が多い．死亡率は心筋梗塞と大差ない疾患であり，慎重な経過観察が必要である．

> **解答**
>
> **A1** Ⅰ，Ⅱ，aV$_F$，V$_2$〜V$_6$のST上昇，V$_1$〜V$_2$にQ波形がみられ，たこつぼ型心筋症が疑われる
>
> **A2** 急性前壁心筋梗塞，脳血管疾患，褐色細胞腫，心筋炎

緊急度　低　中　**高**

引用文献

1) Kosuge M, et al：Simple and accurate electrocardiographic criteria to differentiate takotsubo cardiomyopathy from anterior acute myocardial infarction. J Am Coll Cardiol, 55：2514-2516, 2010

参考文献

1) Ghadri JR, et al：International Expert Consensus Document on Takotsubo Syndrome (Part I)：Clinical Characteristics, Diagnostic Criteria, and Pathophysiology. Eur Heart J, 39：2032-2046, 2018
2) Ghadri JR, et al：International Expert Consensus Document on Takotsubo Syndrome (Part II)：Diagnostic Workup, Outcome, and Management. Eur Heart J, 39：2047-2062, 2018

（吉川昌樹）

第3章 症例問題〜救急編

症例4. 80歳男性，呼吸苦，胸痛を訴え失神した

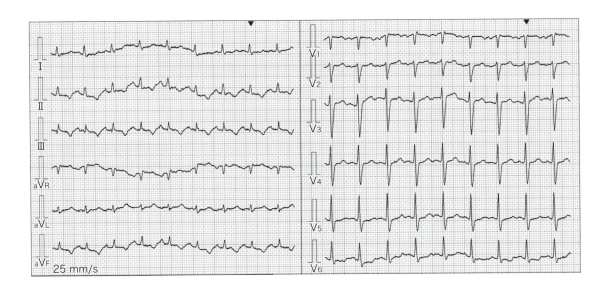

80歳男性，近医に高血圧で加療中であった．3日前より少し息苦しさが出現した．昨日息苦しさが少し悪化し，近医を受診するも異常を指摘されなかった．本日呼吸苦，胸痛とともに突然失神し救急車で救急搬送された．来院時の12誘導心電図を示す．
AST（GOT）48 U/L（H），ALT（GPT）35 U/L，LDH 234 U/L（H），CPK 91 U/L，CPK-MB 6 U/L，白血球数 12,300/μL（H），赤血球数 480万/μL，ヘモグロビン 14.3 g/dL，血小板数 18万/μL，血漿FDP 115 μg/mL（H），Dダイマー 52.5 μg/mL（H）

Q1 この心電図から，最も疑わしい疾患は何か？

Q2 確定診断のために必要な検査は何か？

1. 診断のポイント

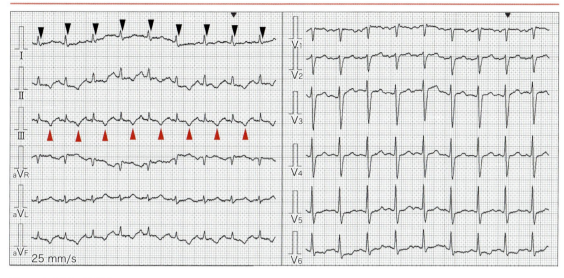

図1 本症例の着眼点
▶：T波陰転化，▶：S波

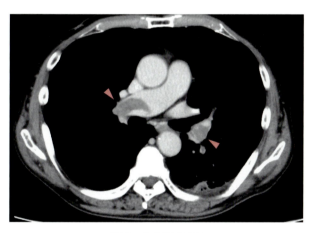

図2 本症例のCT

　本症例の診断は急性肺塞栓症である．心電図において，**洞性頻拍が高頻度**にみられ，**Ⅰ誘導のS波形**（図1▶），**Ⅲ誘導のQ波形**（図1▶），**Ⅲ誘導T波陰転化**，**前胸部誘導T波陰転化**（V₁〜V₃など），**右脚ブロック**，**時計方向回転**（右心室の拡大による移行帯の側方偏移）などがある．これらは中等度以上の急性肺血栓塞栓症で右心負荷を示す場合に認めることが多い．しかし上記心電図異常がすべてそろうことは多くはない．CTでは左右主肺動脈に血栓による陰影欠損像（図2▶）を認める．

2. 心電図波形の所見

　脈拍110回/分の**洞性頻拍**で，**Ⅰ誘導のS波形**（図1▶），**Ⅲ誘導のQ波形**（図1▶），**Ⅱ**，**Ⅲ**

誘導T波陰転化，時計方向回転を認める．

3. 鑑別診断

　呼吸困難と胸痛を示す疾患が鑑別の対象となる．本症の診断が難しいのは，特異的な症状や身体所見，一般検査がないことであり，急性肺血栓塞栓症を疑うところからはじめて，同時に鑑別診断も考えていく必要がある．
　心電図，Dダイマー採血，心エコー検査などを行い，必要に応じて造影CTも行い急性肺血栓塞栓症の診断および，下記の鑑別を行っていく．
　鑑別診断として
・気胸
・肺炎
・胸膜炎
・慢性閉塞性肺疾患
・肺癌などの肺疾患
・虚血性心疾患
・急性大動脈解離
・心膜心筋炎
・心不全
などの心疾患があげられる．

4. 次にどうするか

　心エコー検査などで急性肺血栓塞栓症の可能性が高いと考えれば，すぐに造影CTを行い，血栓量を把握し，抗凝固療法を開始するとともに血栓溶解療法などを検討する．

5. より深い話

　ショックを呈する場合には，高度右心負荷を認め，造影剤注入などで心停止をきたす場合もあり，PCPS（percutaneous cardiopulmonary support：経皮的心肺補助装置）の準備も考慮すべき点である．
　また肺血栓塞栓症が心エコー検査などで非常に疑われる場合には，あえて造影CTを行わず治療を開始する場合もある．

解答

A1 脈拍110の洞性頻拍で，Ⅰ誘導のS波形，Ⅲ誘導のQ波形，Ⅱ，Ⅲ誘導T波陰転化，時計方向回転を認め，病歴とあわせて，急性肺塞栓が疑われる

A2 造影CT，肺動脈造影，肺シンチグラフィー

緊急度　低　中　**高**

引用文献

1) Thames MD, et al：Syncope in patients with pulmonary embolism. JAMA, 238：2509-2511, 1977
2) Kumasaka N, et al：Clinical features and predictors of in-hospital mortality in patients with acute and chronic pulmonary thromboembolism. Intern Med, 39：1038-1043, 2000

参考文献

1) 2016-2017年度活動 肺血栓塞栓症および深部静脈血栓症の診断，治療，予防に関するガイドライン（2017年改訂版）：http://www.j-circ.or.jp/guideline/pdf/JCS2017_ito_h.pdf（2019年2月閲覧）

（吉川昌樹）

第3章 症例問題〜救急編

症例5. 70歳代男性，安静時にくり返す胸痛

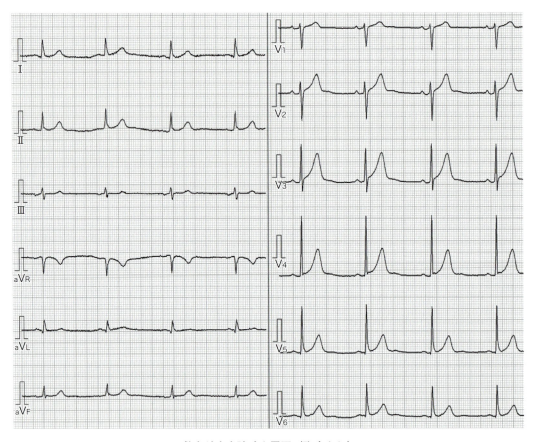

救急外来来院時心電図（胸痛なし）

（次頁に続く）

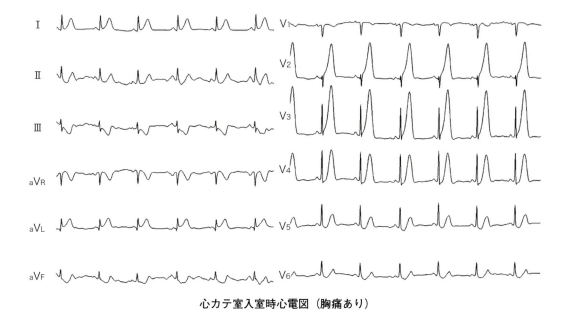

心カテ室入室時心電図(胸痛あり)

70歳代男性.朝の草むしり中に胸痛が出現した.嘔気と冷汗を伴い40分持続したため当院に救急搬送されるも来院時胸部症状は改善,明らかな心電図異常は認めなかった.急性冠症候群が疑われ緊急心カテーテル検査室に搬入後,再度胸痛が出現した.

Q1 疑われる疾患は？

Q2 発症からの推定時間は？

1. 診断のポイント

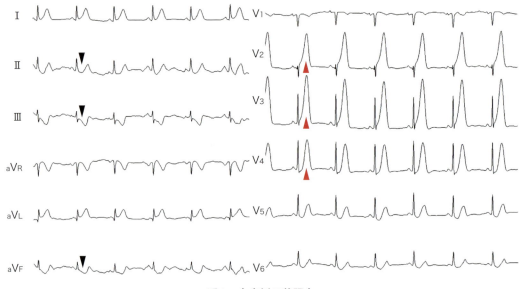

図1　本症例の着眼点

① hyperacute T波（V2〜V4 図1▲）
② 鏡面像としてのST低下（Ⅱ，Ⅲ，aVF）（図1▼）

2. 心電図波形の所見

本症例では冠動脈閉塞直後のST-T変化の1つであるhyperacute T波と鏡像面としてのST変化に注目する．

1 hyperacute T波（T波の先鋭・増高化）

冠動脈が閉塞した超急性期の所見である．V2〜V4で明らかなT波の先鋭・増高化（図1▲）を認めており，前壁領域の超急性期急性心筋梗塞が疑われる．このまま10分程度経過すると，J点が上昇しST上昇をきたす．本症例の心電図では，hyperacute T波のみでST上昇はなく，冠動脈が閉塞し間もないことが推測される．心筋障害が可逆的な時期と考える．

2 鏡面像としてのST低下（Ⅱ，Ⅲ，aVF）

急性心筋梗塞の心電図診断において，**ST上昇とその鏡面像としてのST低下は必ずセットで確認**する．その両方が認められれば，急性心筋梗塞をさらに強く疑う根拠となる．

本症例では，胸部誘導のT波の先鋭・増高化に加えて，下壁誘導（Ⅱ，Ⅲ，aVF）でST低下（図1▼）を認めるため，前壁領域の急性心筋梗塞を強く疑う．

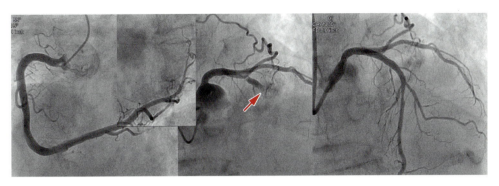

図2 本症例の冠動脈造影
緊急冠動脈造影を行ったところ，右冠動脈には有意狭窄を認めなかったが，左前下行枝中間部完全閉塞を認めた（➡）．同部位が，閉塞したり開通したりして症状をくり返していたと考えられた

● ここがピットフォール
正常心電図所見の1つである早期再分極との鑑別が重要であり，鏡面像としてのST低下があるかどうかで診断する（後述参照）．どうしても診断がつかない場合，5分程度時間を空けて再度心電図を記録するのも手である．ただ急性心筋梗塞は可能な限り早い血行再建が非常に重要であるため，5分待つ時間があれば循環器内科医をコールし，心エコーでの診断アプローチを試みるのがよい．

● ここがポイント
急性心筋梗塞の超急性期ではST上昇ではなくまずT波の先鋭・増高化を認める．

3. 鑑別診断

1 早期再分極
正常心電図所見の1つである．T波が先鋭化しているように見えても鏡面像としてのST低下を認めない．ただ，急性心筋梗塞を疑う症状があれば5分程度時間を空けて心電図を再検するのがよい．

2 電解質異常
高カリウム血症ではT波の増高を認めることがある．本症例ではK 3.7 mEq/Lと高値でないこと，短時間の間でT波高が変化していることにより否定できる．

4. 次にどうするか

心エコーで左室壁運動低下の局在所見，各種弁膜症，心不全所見，心囊液，上行大動脈所見をすばやく確認する．早急に緊急心カテーテル検査（冠動脈造影）を行い，病変を確認後，緊急PCI

を行う．

　本症例では緊急冠動脈造影を行ったところ，左前下行枝中間部完全閉塞を認め，直ちに緊急PCIを行い良好な拡張を得ることができた（図2）．CPK（クレアチンホスホキナーゼ）は782 U/L，CPK-MB（CPK-MBはアイソザイムの1つ）は81 U/Lまでしか上昇せず，明らかな心電図異常や心エコー異常はなく退院することができた．

> **解答**
>
> **A1** 急性前壁心筋梗塞
>
> **A2** 超急性期（発症直後～10分程度）
>
> 緊急度　低　中　**高**

（細木信吾）

| 第3章　症例問題〜救急編

症例6. 70歳代男性，安静時の胸痛で救急搬送

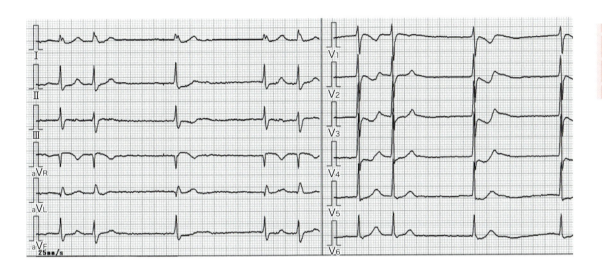

70歳代男性，2日前から10分程度の胸痛を自覚していたが放置していた．第1病日午後7時，安静時に胸痛が出現．30分しても改善しないため救急要請し搬送されてきた．救急外来受診時の心電図を提示する．

Q1 考えられる疾患は？

Q2 次に行うべき検査は？

1. 診断のポイント

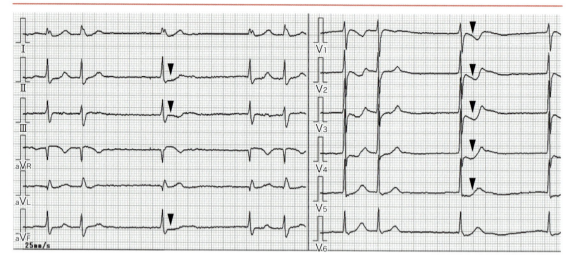

図1　本症例の着眼点

　洞不全症候群による徐脈と，ST上昇ではなく広範な範囲でのST低下を認める（図1▼）．ST上昇がない心電図から**急性心筋梗塞（非ST上昇型心筋梗塞：N-STEMI：non-ST elevation myocardial infarction）を疑うことができるか**がポイントである．

2. 心電図波形の所見

1 胸部誘導でのST低下

　急性心筋梗塞の典型的心電図所見であるST上昇がなく診断に迷うかもしれないが，**左回旋枝閉塞による急性後壁心筋梗塞ではST上昇をきたさない症例がある**ことを知っていれば答えに近づくことができる．

2 洞不全症候群

　明らかなP波はなく，洞不全が疑われる．右冠動脈閉塞でみられる所見であるが，左回旋枝閉塞でもみられることがあり，1の所見と併せて左回旋枝閉塞を疑うことができる．

> ● ここがピットフォール
> ST上昇がないからといって急性心筋梗塞は否定できない！
>
> ● ここがポイント
> 急性後壁心筋梗塞では明らかなST上昇がない非ST上昇型心筋梗塞（N-STEMI）の発症形式をとることが多い．

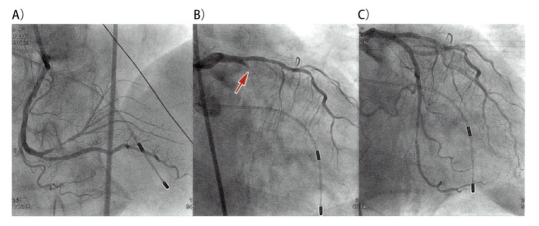

図2　本症例の冠動脈造影
緊急冠動脈造影を行ったところ，右冠動脈は末梢に90％狭窄を認め（A），左冠動脈は左回旋枝近位部完全閉塞を認めた（B➡）．左回旋枝に血行再建が行われ，良好な結果を得ることができた（C）

3. 鑑別診断

虚血性心疾患であれば冠動脈多枝疾患など，虚血性心疾患以外であれば電解質異常，薬物中毒（ジギタリスなど），脳血管疾患後などが鑑別としてあげられる．

4. 次にどうするか

急性心筋梗塞ではすみやかな血行再建が鉄則であるため，**迅速な診断**が何より重要である．心電図で診断がつかなければ，次の迅速かつ強力な診断ツールは**心エコー**である．心エコーをせず採血結果で診断をつけることは，血行再建までの遅れの原因となるため厳に慎むべきである．

本症例では緊急冠動脈造影の結果，左回旋枝近位部完全閉塞であり冠血行再建が施行され，後壁のみを灌流する左回旋枝が現れた（図2）．

> **その後の経過：第20病日の心電図**
>
> 調律はPCI直後より正常洞調律に復帰した．症状出現から再灌流までの時間（D2B時間）は1時間50分であり，CPKは6,200 U/L（CPK-MB 366 U/L）まで上昇した．
> 第20病日での心電図（図3）ではV₁でS波よりR波が大きくなっており（R/S＞1，図3□），典型的な後壁心筋梗塞所見を認める．この所見は後壁心筋梗塞の異常Q波（の鏡面像）として出現したものであり，超急性期にはみられないことに留意する．

5. より深い話

心エコーでも診断がつかない場合で総合的にみて急性心筋梗塞が疑われる場合，やはり**冠動脈造影を推奨**する．主枝でなく側枝の閉塞の場合，明らかな左室壁運動異常が指摘できない場合があるからである．

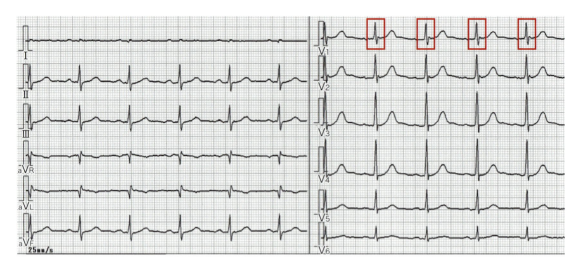

図3 本症例の第20病日の心電図

> **解答**
>
> **A1** 急性後壁心筋梗塞，多枝疾患による虚血性心疾患，薬物中毒，電解質異常
>
> **A2** 心エコー
>
> 緊急度　低　中　**高**

（細木信吾）

第3章 症例問題〜救急編

症例7. 60歳男性，午前3時，突然の胸痛発作あり

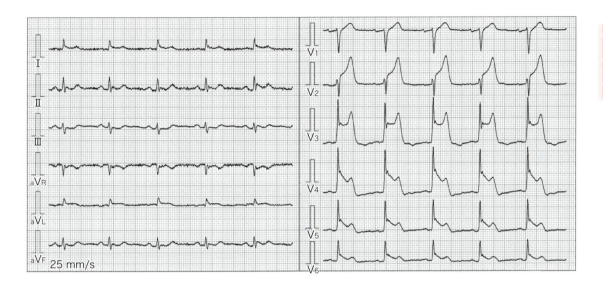

60歳男性，既往歴なし．午前3時，就寝中に突然の胸痛発作があり，15分で治まった．救急を受診するも，心電図異常なし．採血異常なし．胸痛精査のため入院．安静就寝中，早朝に胸痛を訴え，12誘導心電図を施行した．
AST（GOT）20 U/L，ALT（GPT）16 U/L，LDH 230 U/L，T-Bil 0.5 mg/dL，γ-GTP 26 U/L，CPK 189 U/L，CPK-MB 12 U/L，高感度トロポニンI 198 ng/mL（H），白血球数 9,100/μL（H），赤血球数 470万/μL，ヘモグロビン 15 g/dL，血小板数 23.2万/μL

Q1 この心電図から最も疑われる疾患は何か？

Q2 この疾患に効果のある代表的な薬剤は何か？

1. 診断のポイント

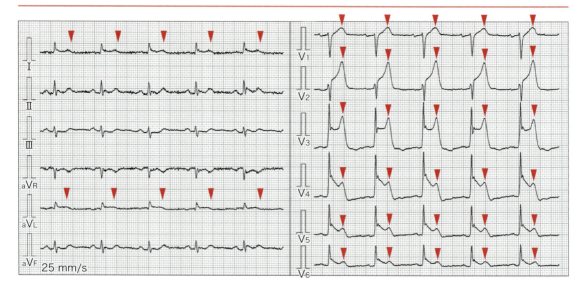

図1　本症例の着眼点

　硝酸薬の投与によりすみやかに消失する狭心症様発作で，以下の4つの項目のどれか1つ以上を満たす場合，冠攣縮少性狭心症と診断できる．
① 特に夜間から早朝にかけて，安静時に出現する．
② 運動耐容能の著明な日内変動が認められる（特に早朝の運動能の低下）．
③ 過換気（呼吸）により誘発される．
④ Ca拮抗薬により発作が抑制されるがβ遮断薬では抑制されない．

　冠攣縮性狭心症の発作時の心電図変化は，冠攣縮の責任領域に応じた誘導にST上昇（図1▶）と対側誘導のST下降が認められる．硝酸薬〔ニトログリセリン（ニトロペン®）〕の投与により，すみやかに正常化することで診断できる．

2. 心電図波形の所見

　Ⅰ，aVL，V1〜V6の広範囲でST上昇（図1▶）が認められ，左冠動脈前下降枝，左冠動脈回旋枝の完全閉塞による変化を強く疑う（図2）．

3. 鑑別診断

❶ 急性心筋梗塞
　心電図波形で鑑別は不可能だが，数分で改善しない．もしくはニトログリセリン（ニトロペン®）投与で改善しない．

A) コントロール造影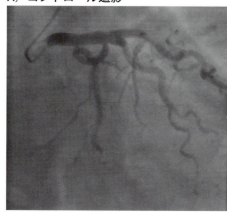

B) エルゴノビン負荷検査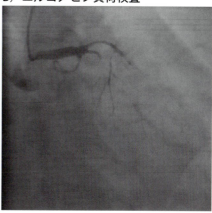

図2　左冠動脈の高度冠攣縮による変化

2 肺塞栓
右胸部誘導主体に心電図変化を認める．SⅠQⅢTⅢをチェックする．

4. 次にどうするか

心臓カテーテル検査で，冠動脈の精査，冠攣縮性試験を行う．ST上昇を認めるタイプは，**致死性不整脈を合併することがあるので，慎重な対応が望ましい．**

5. より深い話

冠攣縮性狭心症に，動脈硬化による冠動脈の狭窄を合併している場合には，β遮断薬が有用である．ただし，β遮断薬は，相対的にα受容体を優位にさせ，血管収縮を助長し冠攣縮を増悪させる．狭窄病変が存在するためにβ遮断薬を併用する場合には，長時間作用型Ca拮抗薬を必ず併用する．

解答

A1 冠攣縮性狭心症

A2 硝酸薬，長時間作用型Ca拮抗薬投与．

緊急度　低 **中** 高

引用文献

1) Hata T, et al：Calcium channel blocker and Rho-associated kinase activity in patients with hypertension. J Hypertens, 29：373-379, 2011
2) Japanese beta-Blockers and Calcium Antagonists Myocardial Infarction (JBCMI) Investigators.：Comparison of the effects of beta blockers and calcium antagonists on cardiovascular events after acute myocardial infarction in Japanese subjects. Am J Cardiol, 93：969-973, 2004

参考文献

1) 日本循環器学会：循環器病の診断と治療に関するガイドライン（2012年度合同研究班報告）冠攣縮性狭心症の診断と治療に関するガイドライン（2013年改訂版）：http://www.j-circ.or.jp/guideline/pdf/JCS2013_ogawah.pdf（2019年2月閲覧）

（吉川昌樹）

第3章 症例問題〜救急編

症例8. 55歳男性，深呼吸時の前胸部痛のため救急外来を受診

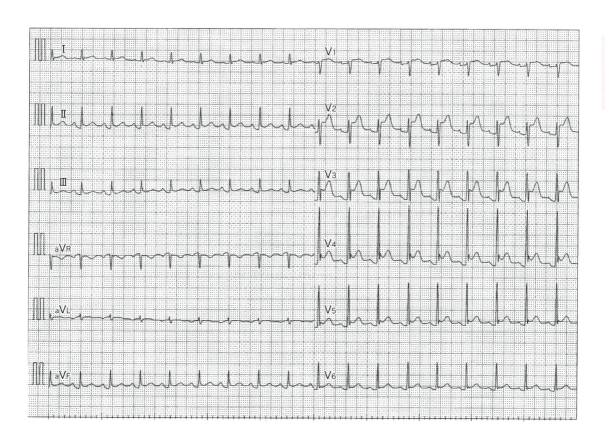

55歳男性，数日前より感冒症状を呈していた．本日夕方ごろソファーに座っていると両肩の痛みが出現．その後，深呼吸時に前胸部痛が出現したため救急外来を受診した．来院時の12誘導心電図を示す．

Q1 心電図から考えられる疾患は何か？

Q2 鑑別すべき疾患は何か？

1. 診断のポイント

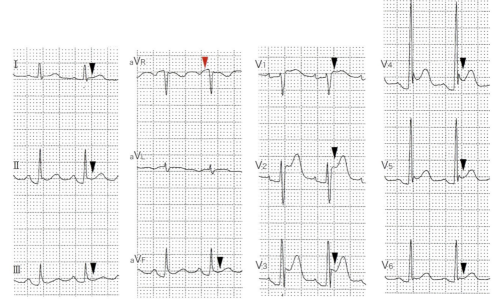

図1　本症例の着眼点

広範囲な誘導でST上昇（図1▶）を認める．aVRではPR部分の上昇がみられる（図1▶）．

2. 心電図波形の所見

心膜炎は心外膜の炎症性変化であり心電図変化が多くの症例に認められる．心膜炎の心電図の特徴として，**発症してから心電図の変化を4つの期間に分けることができる**．第1期は発症後，数時間〜数日でみられる変化であり，広範囲な誘導でSTの上昇がみられる．また心房へ炎症が広がっていた場合，aVRのPR部分に上昇がみられる．それに伴いaVR以外の広範囲な誘導でPR部分の低下がみられる．心筋梗塞とは異なり，対側のST低下はみられない．第2期は数日〜1週間前後での変化であり，上昇していたSTが基線へと復帰する．T波の平坦化またはT波の陰転化がみられると第3期であり，第4期で正常心電図へと戻る．本症例においても発症から4日後の心電図で上昇していたSTがほぼ基線に戻っている（図2）．また，心タンポナーデを合併した場合，低電位や電気的交互脈（QRSの交互の変化）がみられる．

3. 鑑別診断

■ 急性心筋梗塞

急性心膜炎と急性心筋梗塞はどちらもST上昇を呈する．急性心筋梗塞は冠動脈の支配領域が障害されることでST上昇が起きる．そのため前壁梗塞ならⅠとaVL誘導にST上昇が，下壁梗塞ならⅡ，Ⅲ，aVF誘導にST上昇が限局的にみられ，しばしば**対側の誘導で鏡像変化によるST低下**

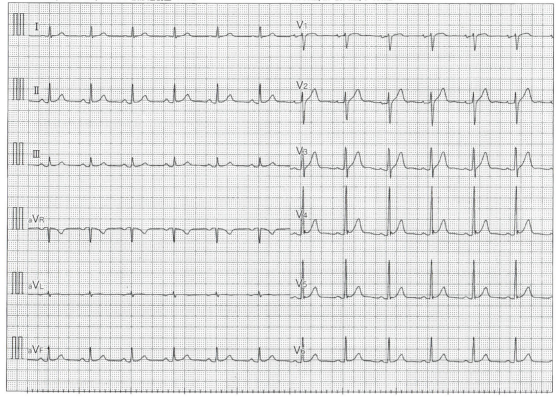

図2　急性心膜炎改善後の心電図. 広範なST上昇は消失している

がみられる．急性心膜炎では心外膜側の全周性の炎症が起こるため広範囲な誘導でST上昇を認め，鏡像変化はみられない．

4. 次にどうするか

　急性心膜炎では，心嚢液貯留を認めることが多くエコーにて確認する．心嚢液の貯留が過剰であれば心タンポナーデに移行する場合もあり，心臓のポンプ作用が低下する恐れがあるため心嚢ドレナージや心膜切開術を考慮する必要がある．急性心筋炎の合併の可能性もあり，壁運動低下がないかもエコーで確認する必要がある．

　治療はウイルス性，特発性の場合にはNSAIDsの投与を行う．この際コルヒチンを併用することでさらなる抗炎症効果を期待でき，再発の予防にも効果的である．NSAIDs無効の場合はステロイドを使用する．再発の場合は免疫抑制薬を併用する．

> ●処方例
> ①ロキソプロフェン（ロキソニン®錠）　1回60 mg（1錠）1日3回
> ②アスピリン（バファリン錠）　1回330 mg（1錠）1日3回
> ③コルヒチン錠　1回0.5 mg（1錠）1日1回（保険適用外）

5. より深い話

　急性心膜炎は一般的に予後良好な疾患とされているが，稀に**炎症が慢性化した場合**などに心膜**の線維性肥厚や石灰化を伴う収縮性心膜炎へと移行**する場合がある．収縮性心膜炎になると心膜の肥厚や硬化によって心機能が阻害され不整脈や呼吸困難，胸水・腹水貯留といった症状がみられ，致死的に至る場合もある．

　収縮性心膜炎の治療は軽症であれば内科的治療で反応をみるが，改善がみられない場合や心機能への影響により血行動態が安定しないなどの所見がある場合には心膜切開術が必要となる．

解答

A1 急性心膜炎

A2 心筋梗塞

緊急度 低 **中** 高

文献・参考文献

1) 「心電図トレーニング」（小沢友紀雄/著），中外医学社，2008
2) MSDマニュアル プロフェッショナル版：心膜炎
   https://www.msdmanuals.com/ja-jp/プロフェッショナル/04-心血管疾患/心膜炎/心膜炎
3) 「Chou's Electrocardiography in Clinical Practice, 6th ed.」（Surawicz B, Knilans T），Saunders, 2008

（小出恭大，森田　宏）

第3章　症例問題〜救急編

症例9. 57歳男性，ゴルフ中，胸痛を訴えた後に失神

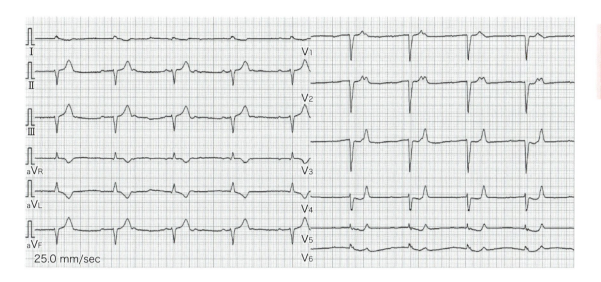

57歳男性，脂質異常症を指摘されていたが放置していた．ゴルフのラウンド中に胸痛を訴えた後に失神．周囲の呼びかけにより意識は回復したものの胸部症状は持続しており，救急搬送された．
現症：身長166 cm，体重62 kg，脈拍38回/分 整，血圧98/62 mmHg，意識清明，心肺雑音は聴取せず，下肢に浮腫は認めない．
来院時の12誘導心電図を示す．

Q1 リズムの診断は何か？

Q2 診断は何か？

Q3 次に行うべき処置は何か？

1. 診断のポイント

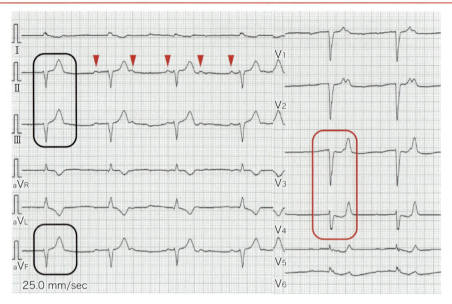

図1　本症例の着眼点

　図1 ▶で示すP波とQRS波は解離しており完全房室ブロックの所見である．完全房室ブロックによる徐脈があり，下壁誘導のST上昇（図1 V₃, V₄ ▢）と胸部誘導において下壁梗塞の鏡像変化としてST低下を認める（図1 Ⅱ, Ⅲ, aVF ▢）．

2. 心電図波形の所見

　下壁心筋梗塞による完全房室ブロックの場合，補充調律にて心拍が保持されており，脚ブロック波形となりST変化を伴っていることも多い．この場合，**虚血によるST変化が修飾され，判別しづらくなる可能性があることに注意**すべきである．ST上昇に乏しい場合も，胸部誘導の鏡像変化は心筋梗塞に特徴的であり，診断に有用である．典型的なST上昇と鏡像変化を伴う完全房室ブロックを呈した下壁心筋梗塞の心電図を図2に示す．

3. 鑑別診断

■ 完全房室ブロック（虚血を伴わない場合）

　虚血を伴わない完全房室ブロックの場合，下壁誘導のST上昇や対側胸部誘導の鏡像変化は認めない．ただ，補充調律波形では，ST-T変化を示すこともあるため，心電図のみでは診断が困難な場合もあり，胸痛の病歴やエコー検査による左室壁運動異常などを確認し，総合的に判断すべきである．

　虚血を伴わない心房細動症例における房室ブロック波形を図3に示す．右脚ブロック波形で胸部誘導の陰性T波（図3 ▶）を認めるが，下壁誘導のST上昇は認めない．

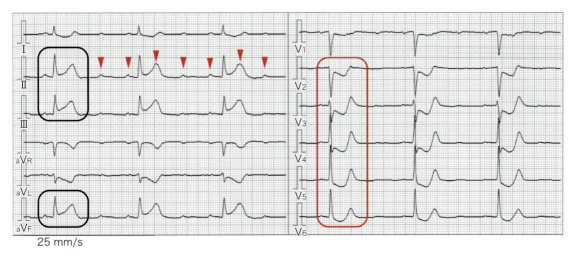

図2 典型的なST上昇と鏡像変化を伴う下壁心筋梗塞の心電図
□：下壁誘導のST上昇，□：下壁梗塞の鏡像変化，▶：P波

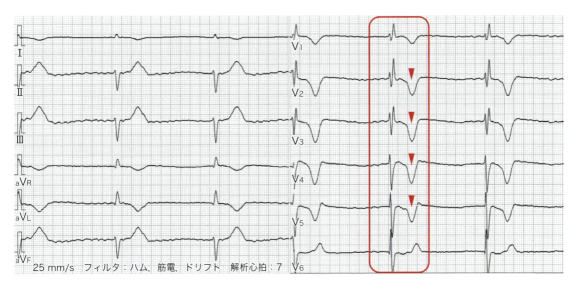

図3 虚血を伴わない心房細動症例における房室ブロック波形

4. 次にどうするか

　急性心筋梗塞による完全房室ブロックの大部分は一過性である．アトロピン投与にて回復する場合もあるが，多くは再灌流により洞調律に回復するとされている[1]．

　循環動態を安定させることが最優先であり，必要に応じて一時ペーシングを挿入し，心拍数を安定させる処置を行う．安定した後にカテーテル検査にて冠動脈を評価し，再灌流療法を行う．

解答

A1 完全房室ブロック

A2 急性下壁心筋梗塞

A3 緊急カテーテル検査（一時ペーシング挿入・冠動脈造影・PCI）

緊急度　低　中　**高**

引用文献
1) Bonow, RO et al：Disease of the aorta.「Brauwald's Heart Disease：A Textbook of Cardiovascular Medicine, Single Volume, 9th ed.」, Elsevier Saunders, pp1319-1331, 2012

参考文献・もっと学びたい人のために
1) 「心電図で見方が変わる急性冠症候群」（木村一雄/監，小菅雅美/著），文光堂，2015

（土井正行）

第3章 症例問題〜救急編

症例10. 62歳男性，将棋の直後に突然失神した

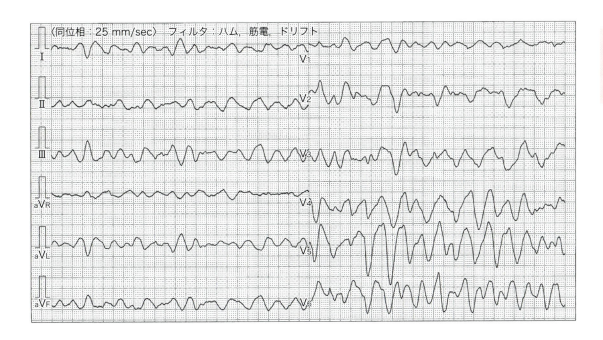

62歳男性，近医にて高血圧，脂質異常症で加療中であった．趣味の将棋を指し終わった直後に突然失神し，救急車で緊急搬送された．来院時の12誘導心電図を示す．

Q1 リズム異常の診断は何か？

Q2 次に行うべき処置は何か？

1. 診断のポイント

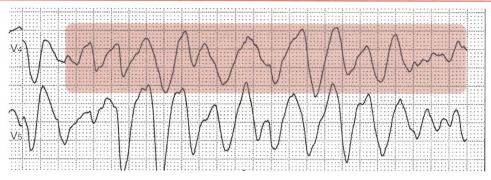

図1　本症例の着眼点

QRS波形が不規則となり，QRS波とT波の認識が不可能（図1　　　）

2. 心電図波形の所見

　心室細動は，**心室の各部位が不規則に痙攣様の収縮をきたし，有効な心拍出量が全く得られない状態**となり，失神，突然死に至る不整脈である．自然停止はほとんど期待できないため，すみやかな処置が必要となる．心電図の特徴は，**QRS-Tが連続した不規則な波形**で，心拍数は通常300回/分を超えるが，除細動に時間を要すると低振幅，徐拍化し，最終的には心静止に至る．この症例では状況的には急性虚血が疑われるが，発症後，病院到着までに長時間を要しており，回復できずに永眠された．

3. 鑑別診断

❶ 多形性心室頻拍

　QRS波形が刻々と変化する心室頻拍で，心室細動と同様に有効な心拍出量が得られず，失神，突然死をきたす．心室細動との鑑別は多形性心室頻拍では，QRS-Tが認識できるかどうかであるが，明確な線引きは困難で，基本的に同様の処置が必要である（図2A）．

❷ torsades de points

　狭義ではQT延長の伴う多形性心室頻拍をさす．QRS波形は基線を中心として捻れるような波形変化を示し，失神の原因となる（図2B）．急性期治療はマグネシウム製剤の静注が有効で，QT延長をきたす**カリウムチャネル遮断薬（Ⅰa群およびⅢ群抗不整脈薬）は使用すべきではない**．

❸ アーチファクト

　静電気，体動により多形性心室頻拍・心室細動様の波形が記録されることがある．一見，波形がQRS-T波様にもみられることがあり，鑑別が必要となる．波形もよく観察すると，もともとの調律に伴うQRS波形が見え隠れ（洞調律ならば規則的に）することから，アーチファクトと判定可能である（図2C）．

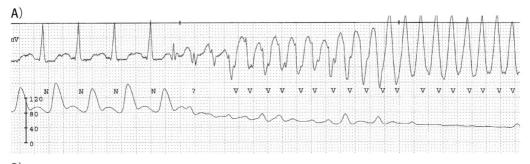
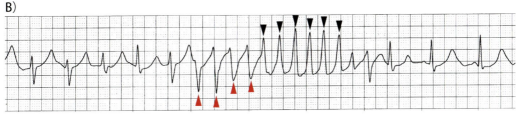
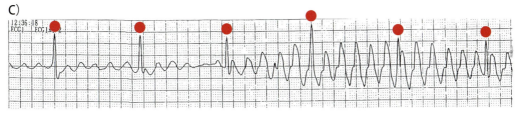

図2 多形性心室頻拍とアーチファクト
A) 陳旧性心筋梗塞患者でみられた多形性心室頻拍．頻拍発生と同時に血圧（下段）は低下し，心室細動と同様にリスクの高い不整脈である．B) torsades de points．先天性QT延長症候群患者でみられた多形性心室頻拍で，下向きのQRS波形（▶）がしだいに上方に変化（▶）している．C) アーチファクト．基線のアーチファクトがしだいに大きくなり，多形性心室頻拍様となっているが，もともとの洞調律（●）が，不整脈様波形の間も規則的に出現しているのでアーチファクトと判定可能である

4. 次に行うべき処置

　心室細動であり，時間経過とととも脳障害が進行するため，直ちに心肺蘇生，電気的除細動が必要である．洞調律化が得られた場合，基礎心疾患，特に急性心筋虚血の判定のために冠動脈造影を施行すべきである．

5. より深い話

　心室細動再発予防が必要な場合，アミオダロン静注が一般に用いられる．ところがBrugada症候群の心室細動予防としてはβ刺激薬（イソプロテレノール）が用いられる．Brugada症候群ではV_1〜V_2の特徴的な心電図波形で診断されるが，心筋梗塞で同様の心電図を呈することがある．急性虚血でのβ刺激薬使用は虚血を増悪し，不整脈発生を悪化させる可能性があり，心室細動蘇生後の波形のみでBrugada症候群と決めつけずに，冠動脈造影で虚血性心疾患がないかどうかの確認は必須である．

●処方例
- アミオダロン（アンカロン®注）150 mg＋5％ブドウ糖液：10分で点滴静注
- Brugada症候群の心室細動予防（急性期）：イソプレナリン（プロタノール®L）（保険適用外）ボーラス投与1～2μg，持続点滴0.15μg/分または0.003～0.006μg/kg/分

解答

A1 心室細動

A2 心肺蘇生，電気的除細動

緊急度　低　中　**高**

（森田　宏）

第3章 症例問題〜救急編

症例11. 25歳男性，突然動悸とめまいが出現

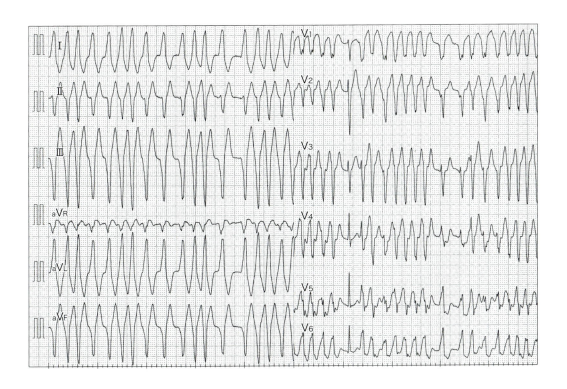

25歳男性，うつ病でメンタルクリニック通院中．これまで，年に数回，動悸発作を自覚していた．過呼吸で救急外来受診歴あり．失神歴はない．8時頃，突然動悸とめまいが出現した．症状が改善しないため，同日13時40分に受診した．来院時の12誘導心電図を示す．

Q1 リズム異常の診断は何か？

Q2 次に行うべき処置は何か？

1. 診断のポイント

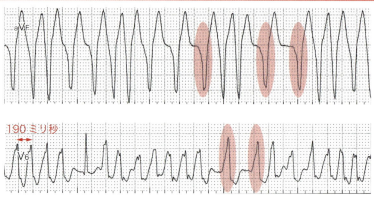

図1　本症例の着眼点

① RR間隔が不整のwide QRS頻拍
② QRS波形の変動あり
③ QRS波開始部分の傾きが緩徐でデルタ波様（図1 ●）

2. 心電図波形の所見

　顕性WPW症候群に合併した心房細動の心電図である（preexcited AF）。心室頻拍様に見えることから**偽性心室頻拍**とも呼ばれる。鑑別点として，preexcited AFは心室頻拍に比し，RR間隔の変動が著明である。心房細動の興奮が房室結節と副伝導路の両者を介して心室に伝播するので，QRS波形は融合（fusion）波形となり，融合の程度によりQRS波形が変動するのが特徴である。変行伝導を伴った心房細動では，同様の心電図所見を呈しうるが，その際はQRS波形が典型的な脚ブロック波形となる。本例は一見左脚ブロック様の波形を呈しているが，aVF誘導のQRS立ち下がりが緩徐でpreexcited AFを考える所見である。最短のRR間隔が250ミリ秒未満の場合は心室細動への移行リスクが高まることが知られている。本例は最短RR間隔が190ミリ秒と短く，危険な状態である。

3. 鑑別診断

1 心室頻拍

　QRS波が一定の単形性と，QRS波が変化する多形性があり，多形性心室頻拍ではRR間隔の変動が大きいが，preexcited AFよりは通常小さい。また多形性心室頻拍ではQRS波の変化がより大きく（図2），通常はショック状態となる。preexcited AFは原則として**洞調律波形と副伝導路を介した際の興奮波形との間でQRS波形が変化する**が，副伝導路が複数存在する場合はその限りではないので注意が必要である。

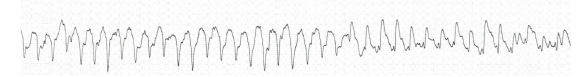

図2 多形性心室頻拍の心電図
QRS波の形，振幅，軸の変化が著明である

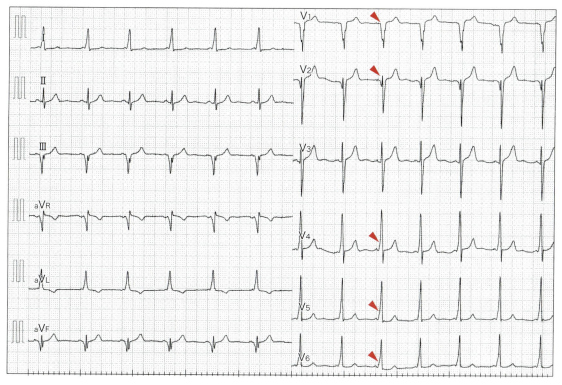

図3 本例の洞調律時12誘導心電図
C型のデルタ波がみられる（▶）

2 脚ブロックあるいは機能的脚ブロック（変行伝導）を伴った心房細動

　典型的な脚ブロック波形を呈するのが鑑別点となる．preexcited AFは典型的な脚ブロック波形とはならない〔刺激伝導系に接続する特殊な副伝導路を除く．atriofascicular/nodofascicular pathway（心房束枝/結節束枝間経路）など〕．最も容易な鑑別方法は，洞調律時の心電図でデルタ波を確認することである（図3）．事前の洞調律時心電図が不明のときは，患者本人に確認するとよい．本邦では心電図検診が普及しているため，顕性WPW症候群をすでに指摘されていて，本人が把握している場合が多いためである．

4. 次にどうするか

血行動態が不安定な場合は，電気的除細動を行う．血行動態が安定している場合は，禁忌がなければⅠa群またはⅠc群抗不整脈薬の静脈内投与を行う．ベラパミル，ジルチアゼム，β遮断薬，ジゴキシン，アミオダロン静注は，房室結節の抑制または血圧低下に伴う交感神経緊張の亢進により，副伝導路の伝導をかえって促進することがあり原則禁忌である[1]．

Ⅰa/Ⅰc群抗不整脈薬投与の第一の目的は，副伝導路の伝導を抑制することによりレートコントロールを行い，心室細動移行リスクを低減することである．第二の目的は，薬理学的除細動による洞調律化である．十分なレートコントロールが得られ，症状も改善すれば帰宅可能だが，本例のように心室細動移行の高リスクが示唆された例では，薬理学的除細動ができない場合は，電気的除細動も検討する．**除細動を行う際には，血栓塞栓症のリスクを必ず考慮**する．本例は若年で基礎心疾患がなく，発症からの時間が6時間以内と短かったため問題はなかったが，僧帽弁膜症やCHADS₂高スコア例，発症から48時間以上経過している例では抗凝固療法を開始し，急性期治療のエンドポイントはレートコントロールとする場合が多い．その後の治療はカテーテルアブレーションが第一選択である．

5. より深い話 [参考文献1]

顕性WPW症候群の10〜38％に心房細動を合併するが，その詳細な機序はよくわかっていない．副伝導路を複数有する例，房室回帰性頻拍を有する例，潜在性WPW症候群より顕性WPW症候群の例で心房細動合併が多いとされる．房室回帰性頻拍から心房細動へ移行するのかもしれない．あるいは副伝導路からの心房への逆向性伝導が，心房細動の維持に貢献するという考えもある．しかし，副伝導路のアブレーション後も6〜24％の例で心房細動が起きるとされており，副伝導路に依存しない機序も想定されている．

解答

A1 顕性WPW症候群に伴う心房細動

A2 Ⅰa群またはⅠc群抗不整脈薬の静脈内投与，電気的除細動

緊急度　低　中　**高**

引用文献
1) Page RL, et al：2015 ACC/AHA/HRS Guideline for the Management of Adult Patients With Supraventricular Tachycardia：A Report of the American College of Cardiology/American Heart Association Task Force on Clinical Practice Guidelines and the Heart Rhythm Society. J Am Coll Cardiol, 67：e27-e115, 2016

参考文献
1) Deneke T & Mügge A：Atrial fibrillation and Wolff-Parkinson-White syndrome：mechanisms revisited? J Cardiovasc Electrophysiol, 23：287-289, 2012

（丸山光紀）

症例12. 40歳代男性，心不全加療の入院中に意識消失した

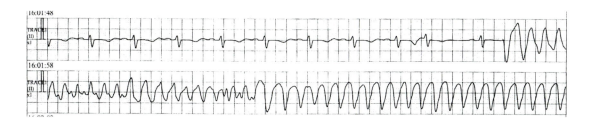

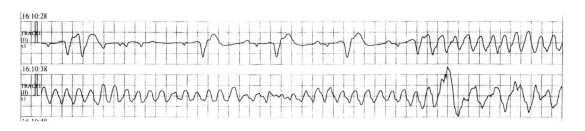

高血圧，糖尿病，脂質異常症で加療中の40歳代男性．入院1週間前から呼吸苦を自覚しており，心不全の診断で入院となった．心不全軽快後に施行された冠動脈造影検査では左前下行枝と左回旋枝に有意狭窄病変を認めた．入院中に意識消失した際のモニター心電図を示す．

Q1 心電図診断は？

Q2 どう対処するか？

1. 診断のポイント

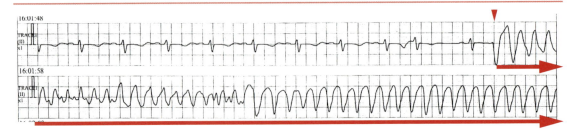
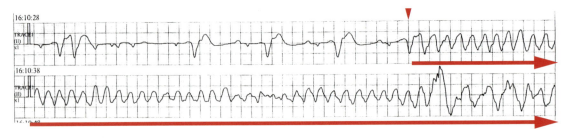

図　本症例の着眼点
心室期外収縮（▶）が誘因となって多形性心室頻拍（→）が始まっている．数分後に同様の心室期外収縮が誘因となって多形性心室頻拍が再発している

　虚血性心疾患，心不全で加療中の症例である．「心室期外収縮（premature ventricular contraction：図▶）が誘因となって多形性心室頻拍（図→）が始まっている．電気的除細動の数分後に同様の心室期外収縮が誘因となって多形性心室頻拍が再発を繰り返している，不整脈ストームの状態である．

2. 心電図波形の所見

　多形性心室頻拍はQRS波形が刻々と変化する心室頻拍で，有効な心拍出量が得られず，**心室細動へ移行するリスクが高く**，すみやかな除細動が必要である．**停止後もくり返し出現**し，頻回に除細動を要することもあり，非常にクリティカルである．

3. 不整脈の機序・鑑別診断

　器質的心疾患に伴う多形性心室頻拍の原因として，傷害されたプルキンエ線維の関与が報告されている．また，心筋梗塞後や虚血性心筋症に出現する多形性心室頻拍は，梗塞巣やその周辺の残存したプルキンエ線維を起源とした心室期外収縮が契機となることが報告[1]されている．作業心筋と比較してプルキンエ線維は虚血に対して耐性をもっており，心室筋細胞と比較すると虚血時の障害が軽度であることが証明されているが，少なからず虚血の影響を受けたプルキンエ線維では，静止膜電位の減少や活動電位時間の延長などが認められ，遅延伝導，再分極の空間的ばらつきにつながり，頻拍性不整脈が発生しやすい環境が形成される．このため，**多形性心室頻拍出現時には心筋虚血の除外は必須**である．

器質的心疾患患者におけるQT延長作用のある薬剤使用による**二次性QT延長症候群**，**低カリウム血症**などの**電解質異常**，**心不全**も多形性心室頻拍の重要な原因であり，併せて鑑別・治療が必要である．

4. 次にどうするか

多形性心室頻拍出現時には，すみやかな除細動が必要である．頻回にくり返す場合には心臓補助循環が必要となる．再発予防には鎮静薬，β遮断薬，QT延長がない場合にはアミオダロンの投与，徐脈の際には一時的ペースメーカによるオーバードライブペーシングが有効なこともある．急性虚血が原因である場合，早急な冠動脈治療が必要である．QT延長がある場合は，原因薬剤の中止が必要であり，マグネシウム静注，ペーシングも有効である．前述の通り，虚血の除外に加え，心不全や電解質異常の補正も併せて行う必要がある．

5. より深い話

器質的心疾患に伴う多形性心室頻拍のなかには，プルキンエ線維起源の心室期外収縮が関与することが報告されており，トリガーとなる心室期外収縮をターゲットとしたカテーテルアブレーションにより多形性心室頻拍の再発を予防することができたとの報告がある[2]．

解答

A1 虚血性心疾患に伴う多形性心室頻拍

A2 電気的除細動．再発予防には鎮静薬，β遮断薬，QT延長がない場合にはアミオダロン投与

緊急度　低　中　**高**

文献・参考文献

1) Masuda K, et al：Conversion to Purkinje-Related Monomorphic Ventricular Tachycardia After Ablation of Ventricular Fibrillation in Ischemic Heart Disease. Circ Arrhythm Electrophysiol, 9：10.1161/CIRCEP.116.004224, 2016

2) Szumowski L, et al：Mapping and ablation of polymorphic ventricular tachycardia after myocardial infarction. J Am Coll Cardiol, 44：1700-1706, 2004

（鎌倉　令）

| 第3章 | 症例問題〜救急編 |

症例13. 72歳男性，動悸とめまいを自覚し入院

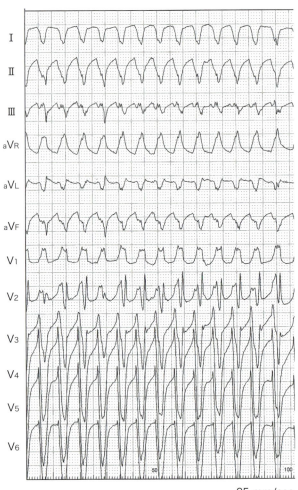

25 mm/sec

もともと，陳旧性下壁心筋梗塞による心機能低下で通院していた．末期慢性腎不全により慢性維持透析を導入されている．最近ときどき動悸とそれに伴うめまいを自覚するようになり当科入院した．
入院中に今まで自覚したのと同様の動悸発作を自覚し，その際の頻拍が12誘導心電図で記録された．

Q1 記録された不整脈は何か？

Q2 次に行うべき治療は何か？

1. 診断のポイント

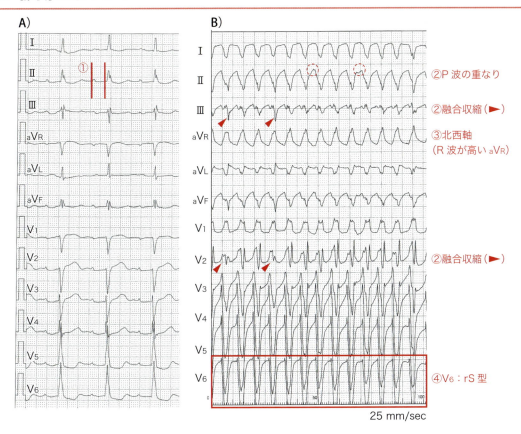

図　本症例の着眼点
A）非発作時，心拍数70回/分の洞調律で，I度房室ブロック（①）を呈している．B）頻拍発作は右脚ブロック＋北西軸のwide QRS tachycardia（心拍数210回/分，③）で明らかな融合収縮（②）のQRSが認められ，心室頻拍が診断できる

　動悸時は，洞調律時12誘導心電図とは明らかに異なる，**wide QRS tachycardia**が記録された（図）．心機能低下を伴う器質的心疾患があり，wide QRS tachycardia中のめまいなど血圧低下が激しく血行動態が破綻したため，直流除細動（200J）による治療で洞調律に復した．

2. 心電図波形の所見

　頻拍発作時の12誘導心電図からは，
- QRS幅160ミリ秒
- 右脚ブロック＋北西軸のwide QRS tachycardia（心拍数210回/分，図③）
- V6誘導でrS型（図④）
- 洞調律（P波）と心室興奮との融合収縮あり（図②）
- 洞調律のP波がQRSと無関係に出現（房室解離）
  以上より**持続性の単形性心室頻拍**と診断できる

● **ここがポイント**
状況が許せば,モニター心電図のみならず12誘導心電図を施行する.wide QRS tachycardia鑑別の大きなヒントとなり,治療に役立つ!

3. 鑑別診断

1 発作性心房頻拍

　心房興奮頻度210回/分の心房頻拍に変行伝導を伴った場合,wide QRS tachycardiaを呈す可能性があるが,この症例では陳旧性下壁心筋梗塞後でもともとⅠ度房室ブロックがあり,房室伝導能がよくないことが想定され,発作時12誘導心電図のQRS波の形態の特徴から心房頻拍は考えにくい.

2 発作性上室頻拍

　副伝導路や房室結節多重伝導路などの伝導路を介したリエントリーにより,突然発生し,突然停止する頻拍性不整脈で,一般に生命予後は悪くない.この症例ではもともとの房室伝導能がよくないことが想定され,リエントリー回路の一部に正常房室伝導を含むこと,また頻拍時12誘導心電図のQRS波形の特徴から発作性上室頻拍は考えにくい.

4. 次にどうするか

　陳旧性下壁心筋梗塞による心機能低下例に発生した単形性心室頻拍で,血行動態が破綻したことから直ちに直流除細動(200J)を施行した.
　致死性不整脈発生の原因検索として,心筋虚血の評価のための冠動脈造影など施行し,必要があれば治療したうえで,植込み型除細動器の移植を考慮する.
　下記処方により,頻拍が十分抑制できない場合は,カテーテルアブレーションを考慮する.

●処方例
・アミオダロン(アンカロン®)　1回50〜100 mg　1日1回(朝食後)
・カルベジロール(アーチスト®)　1回2.5〜5.0 mg　1日2回(朝夕食後)

解答

A1 陳旧性下壁心筋梗塞による心機能低下例に発生した単形性心室頻拍

A2 β遮断薬，アミオダロン，心不全治療薬，植込み型除細動器，カテーテルアブレーションを組合わせて対処する

緊急度　低　中　**高**

（小川正浩）

第3章 症例問題〜救急編

症例14. 30歳代男性，パソコン作業中に意識消失した

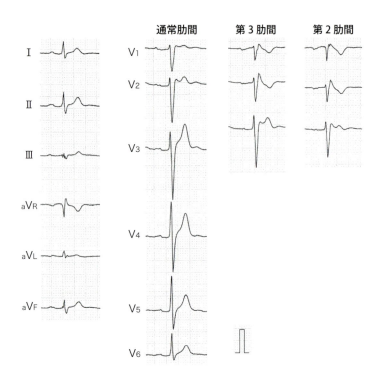

30歳代男性，特に既往はなかった．夕食後に自宅でパソコン作業中に突然意識消失し呼びかけに反応しないため，家人が救急要請した．救急隊の指示で家人が数回心臓マッサージを行ったところ，意識が回復し，精査加療目的に当院救急外来に搬送された．来院時の心電図を示す．

Q1 心電図診断は？

Q2 次にどうすべきか？

1. 診断のポイント

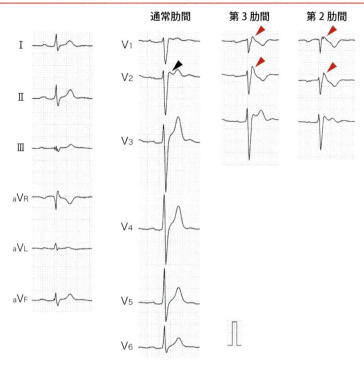

図1　本症例の着眼点

　通常肋間のV₂誘導がsaddleback型（type 2）の心電図（馬の鞍の形：図1▶）のみ認めるが，V₁〜V₃誘導を1肋間上（第3肋間），2肋間上（第2肋間）で記録したところ，第2，3肋間のV₁，V₂誘導でcoved型（type 1）の心電図〔斜めに急峻に下降して陰性T波に移行し，cove（入り江）のような形：図1▶〕を認め，Brugada症候群が疑われる．

2. 心電図波形の所見

　Brugada症候群は1992年にBrugada兄弟により報告された．12誘導心電図で，V₁，V₂誘導におけるcoved型のST上昇を呈し，器質的心疾患を認めないにもかかわらず，主として若年〜中年男性が夜間に心室細動（ventricular fibrillation：VF）を引き起こして突然死する疾患である．有病率は，男性は女性の9倍で圧倒的に多く，特に40歳前後を中心とした男性に多く発生することが知られている[1]．

■ Brugada症候群の診断に必須の波形

　アメリカおよびヨーロッパの不整脈心電学会はV₁，V₂誘導のST異常を3つのタイプに分類し，いずれもJ点（QRS終末点）で0.2 mV以上の上昇があるが，coved型でT波が陰転しているものを**type1**，ST終末部が0.1 mV以上上昇していてsaddleback型を呈し，T波が陽性または2相性のものを**type2**，ST終末部の上昇が0.1 mV未満で，saddleback型またはcoved型で，かつT波が陽性のものを**type3**と定義している（図2）[2]．**Brugada症候群の診断にはtype1心電図が必**

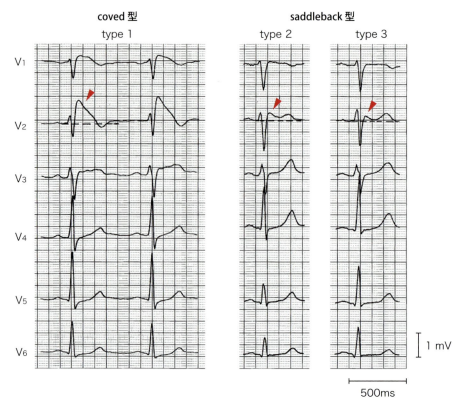

図2 2002年Brugadaコンセンサスステートメントによる Brugada症候群の心電図分類
▶はST上昇を示す．文献3より引用

須所見である．

Brugada症候群では本症例のように，より高位の肋間（第2，第3肋間）でST上昇が顕著となる症例も少なくない．また，ピルジカイニド（1 mg/kgを10分で静注）やフレカイニド（2 mg/kgを10分で静注）といったNaチャネル遮断薬による負荷試験時に，ST上昇が顕在化する例もある．さらに，ST上昇には経時的な変化が認められ，迷走神経緊張，薬剤，発熱，運動負荷後などによりST上昇が顕著となることがある．正確な診断のためには，**くり返し高位肋間を含んだ心電図記録を行う必要**がある．

3. 鑑別診断

1 右脚ブロック

Brugada症候群の診断にはJ点が0.2 mV以上上昇していることが必要である．心電図の時相を一致させて，V_1，V_2誘導のQRS波後半部分と，V_5またはV_6誘導のQRS終末点とを比較し，$V_1 \sim V_3$誘導のQRS終末点（J点）の波高が2 mm以上あることを確認する．通常の右脚ブロックでは，V_5，V_6のQRS終末点は，V_1，V_2誘導の基線（0 mm）に近づく時相に一致する．

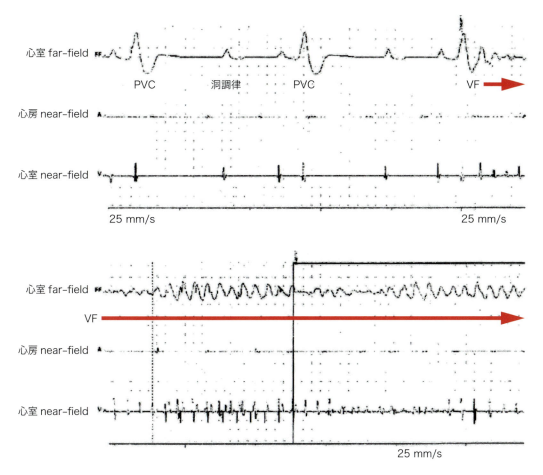

図3　VF時のICD記録
単発の心室期外収縮（PVC）が出現後，同じ波形のPVCを契機にVFが起こっている．その後，ショックがかかりVFは停止した

2 急性心筋梗塞

右冠動脈円錐枝の閉塞によりcoved型心電図が出現することがあるため，VF蘇生例では冠動脈造影を行う必要がある．

4. 次にどうするか

失神の原因が，VFによるものである可能性が高いため，入院でモニター観察が望ましい．突然死の予防としては植込み型除細動器（implantable cardioverter defibrillator：ICD）を検討する．不整脈原性失神・痙攣・夜間苦悶様呼吸の既往がある場合や，原因不明の失神で電気生理学的検査において2連期外刺激以下でのVFの誘発を認める場合は，ICDの植え込みを検討する．本症例では，電気生理学的検査にて右室心尖部からの2連期外刺激でVFが誘発され，ICD植え込みを行った．ICD植え込み後，VFによる適切作動が数回確認された（図3）．

VF多発時の薬物療法としては，イソプロテレノール（プロタノール®）の持続点滴（0.01

μg/kg/分〜）が有効である．VF予防の経口薬としては，キニジン，ベプリジル（ベプリコール®），シロスタゾール（プレタール®）が有効であると報告されている[4]．

5. より深い話

　Brugada症候群の機序については不明な点も多いが，右室流出路心外膜側に電気生理学的異常が存在することが知られている．近年，カテーテルアブレーションにより，右室流出路心外膜側に存在する異常電位を焼灼することでVFが抑制され，Brugada型心電図も消失することが報告[5]されている．現時点ではVFストーム（24時間で3回以上のVF）例で検討する．

解答

A1 Brugada症候群

A2 入院してモニター観察．不整脈性失神の可能性が高い場合，心室細動が確定された場合は植込み型除細動器

緊急度　低　**中**　高

文献・参考文献

1) Priori SG, et al：HRS/EHRA/APHRS expert consensus statement on the diagnosis and management of patients with inherited primary arrhythmia syndromes：document endorsed by HRS, EHRA, and APHRS in May 2013 and by ACCF, AHA, PACES, and AEPC in June 2013. Heart Rhythm, 10：1932-1963, 2013
2) Antzelevitch C, et al：Brugada syndrome：report of the second consensus conference：endorsed by the Heart Rhythm Society and the European Heart Rhythm Association. Circulation, 111：659-670, 2005
3) Study Group on the Molecular Basis of Arrhythmias of the European Society of Cardiology：Proposed diagnostic criteria for the Brugada syndrome：consensus report. Circulation, 106：2514-2519, 2002
4) Antzelevitch C, et al：J-Wave syndromes expert consensus conference report：Emerging concepts and gaps in knowledge. J Arrhythm, 32：315-339, 2016
5) Nademanee K, et al：Prevention of ventricular fibrillation episodes in Brugada syndrome by catheter ablation over the anterior right ventricular outflow tract epicardium. Circulation, 123：1270-1279, 2011

（鎌倉　令）

第3章 症例問題〜救急編

症例15. 66歳女性,意識消失発作にて搬送

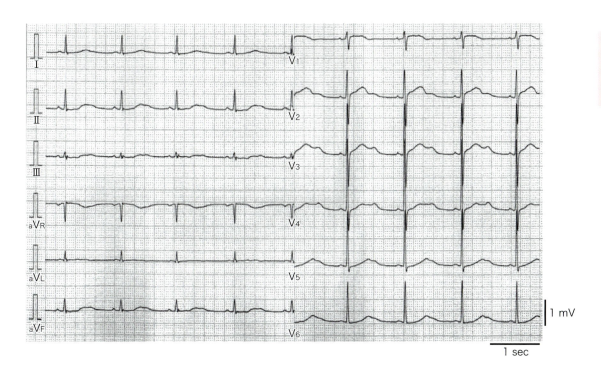

既往歴:特記すべきことなし.
現病歴:66歳女性,2日前から胃腸炎で水様下痢を認めていた.歩行時に眼前暗黒感を自覚し,その後一過性意識消失発作を認めたため救急搬送された.
　搬送時には意識清明,血液検査で血清カリウム(K)値 2.9 mEq/L であった.救急外来での12誘導心電図を示す.

Q1 心電図診断は何か?

1. 診断のポイント

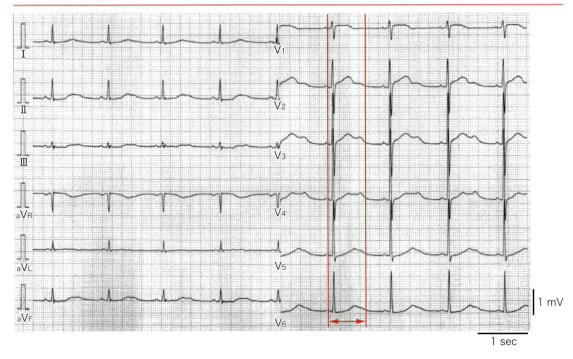

図1　本症例の着眼点

低カリウム血症に伴うQT延長（二次性QT延長症候群）（図1 ◀▶）.

2. 心電図波形の所見

　心拍数 52回/分の洞性徐脈，T波は全体的に低く幅広く（図2▶），また胸部誘導ではU波が目立つ（図2▶）．修正QT時間（Bazetteの式　$QTc = QT/\sqrt{RR}$：第3章 症例17参照）は495ミリ秒と延長している．K製剤の補充により血清K値上昇後（2.9→4.3 mEq/L）心電図変化は消失しており，低カリウム血症に伴う変化と考えられる．

　一般的に血清K値が3.0 mEq/Lを下回ると心電図波形の変化が起こるといわれており，T波の平低化・陰性化，U波の顕在化が起こり，さらに低カリウム血症が進行するとST低下とU波の増高がより顕著となり，QTU時間の延長，PR間隔の延長を認める．低カリウム血症では心臓は易興奮性となり，上室性，心室性不整脈とも起こりやすくなる（第1章8参照）．

3. 鑑別診断

　QT時間の延長する原因や誘因は多数あり，循環器疾患以外にも心電図上QT時間が変化することがある（表）[1]．

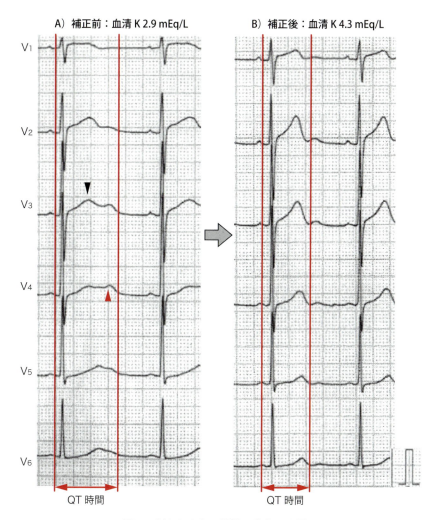

図2 血清カリウム値補正前後の心電図

4. 次にどうするか

　低カリウム血症に伴うと考えられる心電図変化を認めた場合，特に心室性不整脈を認める場合には**早急なK補正**が必要である．経静脈的に補正を行う場合，K投与スピードは20 mEq/時程度までを目安とする．K補正後の心電図を**図2B**に示す．

　本症例では基礎心疾患はなく，これまで血清K値の異常も指摘されていないことから，下痢によるカリウム喪失に伴う一時的な低カリウム血症と考えられた．また来院後に不整脈は確認されておらず，失神原因が不整脈に伴うものかは不明だが，低カリウム血症では二次性QTU時間の延長に伴い，TdPをきたし，一過性の意識消失発作を起こす可能性がある．

　TdP（torsades de pointes）出現時は硫酸マグネシウム静注，心室ペーシングによる心拍数増加を行う．

表　二次性QT延長の原因

薬剤	抗不整脈薬	Vaughan Williams分類 Ⅰa群，Ⅰc群，Ⅲ群，ベプリジル
	抗菌薬，抗ウイルス薬	フルオロキノロン，マクロライド，アゾール系抗真菌薬，抗マラリア薬，HIVタンパク阻害薬
	抗ヒスタミン薬	抗アレルギー薬，H_2遮断薬
	向精神薬	抗うつ薬，抗精神病薬，リチウム，メサゾン
	強心薬	ホスホジエステラーゼⅢ阻害薬
	免疫抑制薬	タクロリムス
	コカイン，ヒ素，有機リン，抗がん剤，利尿薬	
電解質異常	低カリウム，マグネシウム血症，高カルシウム血症	
器質的心疾患	虚血，左室肥大，心不全，たこつぼ型心筋症	
徐脈性不整脈	洞不全症候群，房室ブロック，徐脈性心房細動	
内分泌疾患	甲状腺機能低下症，副腎不全，糖尿病，褐色細胞腫	
炎症性疾患	心筋炎，Chagas病，リウマチ性心疾患，膠原病	
自己免疫性	抗SS-A抗体陽性，抗β1アドレナリン受容体抗体，抗Kv1.4カリウムチャネル抗体	
神経疾患	くも膜下出血，視床出血，根治的頸部郭清術後，自律神経失調症	
他	飢餓・低栄養，低体温，肝不全，HIV感染	

文献1を参考に作成

● ここがポイント

低カリウム血症時の不整脈は，特に基礎心疾患がある場合や心不全状態，ジギタリス内服中の患者で顕著となりやすい．特に不整脈を認める患者では，基準値よりも高めに（≧4.5 mEq/L）血清K値目標を設定することも多い．一方でそのような患者では，ループ利尿薬など低カリウム血症の原因となる薬剤を使用している頻度も高いため普段から注意が必要である[2]．

解答

 QT延長症候群

緊急度　低　中　**高**

文献・参考文献

1) Lazzerini PE, et al：Long QT Syndrome：An Emerging Role for Inflammation and Immunity. Front Cardiovasc Med, 2：26, 2015
2) Kjeldsen K：Hypokalemia and sudden cardiac death. Exp Clin Cardiol, 15：e96–e99, 2010

（島本恵子，相庭武司）

| 第3章　症例問題〜救急編

症例16. 88歳女性，全身倦怠感，四肢のしびれを主訴に来院

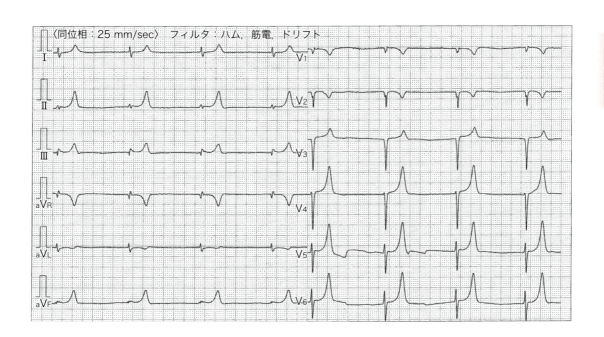

88歳女性，高血圧，心不全，慢性腎臓病で近医フォローされており，アンジオテンシンⅡ受容体拮抗薬（ARB）内服中であった．全身倦怠感，四肢のしびれが出現し来院し，入院となった．来院時の12誘導心電図を示す．

Q1 心電図から疑うべき疾患は何か？

Q2 次に行うべき検査，処置は何か？

1. 診断のポイント

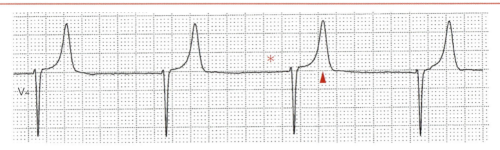

図1　本症例の着眼点

- 著明な徐脈を認める（心拍数 42回/分）
- P波が消失しており（＊），T波の増高（テント状T波，▶）を認める（図1）．

2. 心電図波形の所見

　高カリウム血症に至ると**細胞内外のK濃度勾配の減少による電気生理学的影響により心筋伝導異常が出現**する．高カリウム血症は，しびれや倦怠感，徐脈による胸部不快感以外に，特筆すべき症状がみられないことも多く気づかれにくい．しかし進行すれば心静止に陥る重篤な病態であり，心電図で疑わしい変化があれば見逃してはならない．

　血清K濃度が**6.0 mEq/L**程度でT波は増高，尖鋭化して左右対称のテント状を示し，QT時間は短縮する．**6.5 mEq/L**程度でQRS幅が拡大し，**7.0 mEq/L**以上になると心房筋の興奮抑制のためP波は減高しPR時間の延長がみられ，P波はしだいに消失していく．QRS幅は拡大・変形し，心室性不整脈も起こしやすくなる．**10.0 mEq/L**まで上昇するとサインカーブ状の波形を示すようになり心静止へと進展する．本症例は採血にてK⁺ 7.8 mEq/Lであり，テント状のT波とP波の消失，徐脈を認めている（図2）．

　ただし心電図波形はNaやCaなどほかの電解質の影響も受けるため，波形から確実な血清K濃度を測定できるわけではない．**臨床的にはこれよりも低いK値で徐脈，QRS幅拡大や心静止が発生することも稀ではなく，早急な処置が必要である．**

3. 鑑別診断

■ 急性心筋梗塞

　T波が増高する病態として急性心筋梗塞超急性期がある（超急性期T波）．急性心筋梗塞超急性期では局所の細胞外K値が上昇し，高カリウム血症と類似した変化をとるとされる．超急性期T波は高カリウム血症よりも幅広い形をとるが，見た目のみでの判定が難しい場合も多い．さらに，高カリウム血症ではST上昇も伴うことがあり，その場合も鑑別が重要となる．高カリウム血症では右胸部誘導でST上昇を示すことが多く，左胸部誘導のST上昇を示した場合，心筋梗塞がより疑われる．心エコーによる壁運動異常の有無と，K値の正常化による改善が虚血による変化との鑑別となる．

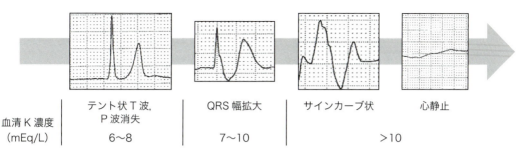

図2 血清K濃度と心電図波形
血清K濃度6 mEq/L程度ではQT時間の短縮，7 mEq/L以上となるとPR時間の延長もみられる

4. 次にどうするか

　心筋細胞膜の安定性を高め不整脈を予防するため，まずグルコン酸カルシウム（カルチコール）10 mL静注を3分かけて行う．その後K^+の細胞内への移行を促すためにGI（グルコース・インスリン）療法を行う．これらの処置はK^+の体外排泄を促す治療ではないため，利尿薬・輸液また緊急透析などでカリウム排泄を行う．また本症例はもともと腎機能障害があり，さらにARBにより高カリウム血症をきたしたと考えられ，薬剤の変更，中止が必要と考えられる．

5. もっと深い話

　血清Na値と心不全の予後の関係性については以前よりいわれていたが，最近の研究で心不全患者において血清K値と死亡リスクがU字型の関係性があることが判明した．全死亡は低カリウム，高カリウム血症で増大するが，突然死は高カリウム血症で増加する．今回のように腎機能低下，心不全を合併した患者ではARBの内服も相まって血清K値が変動しやすく，高カリウム血症で心静止，心室細動から突然死をきたす可能性がある．血清K値の注意深いモニタリングが必要であり，正常範囲内（目標値4.3 mEq/L）での維持が治療目標の1つと考えられる．

解答

A1 高カリウム血症

A2 血清K値を測定し，直ちにグルコン酸カルシウム投与，GI療法を行う

緊急度　低　中　**高**

文献・参考文献
1) 「心電図トレーニング」（小沢友紀雄/著），中外医学社，2002
2) 「Chou's Electrocardiography in Clinical Practice, 6th ed.」（Surawicz B, Knilans T），Saunders, 2008
3) Núñez J, et al：Long-Term Potassium Monitoring and Dynamics in Heart Failure and Risk of Mortality. Circulation, 137：1320-1330, 2018

（山内菜緒，森田　宏）

第3章 症例問題〜救急編

症例17. 15歳女性，音に反応して失神したため救急搬送

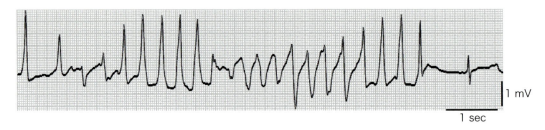

A）救急外来で記録されたモニター心電図

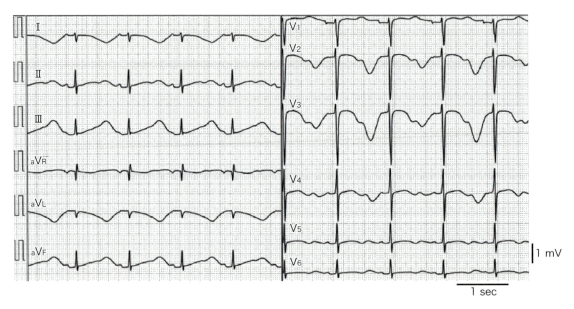

B）救急外来での12誘導心電図

15歳女性，中学校の検診で心電図異常を指摘されたが放置していた．
携帯電話の災害警報の音に驚いた後に，一過性の意識消失発作を認めたため救急搬送された．搬送中の救急車内で記録されたモニター心電図は**A**のとおり．
来院時は意識清明でバイタルサインや血液検査所見に異常はなかった．救急外来での12誘導心電図を示す（**B**）．

Q1 心電図診断は何か？

Q2 急性期治療はどうするか？

1. 診断のポイント

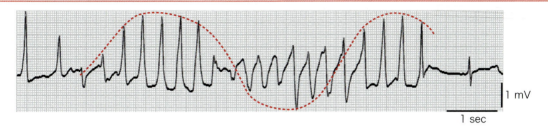

図1 本症例の着眼点

　モニター波形でtorsades de pointes（トルサード・ド・ポアント：TdP）と呼ばれる，QRS波形が基線を中心に捻れるように変化する（図1 - - -）**多形性心室頻拍**を認めた．このことからQT延長（long QT：LQT）に伴うTdPによる失神発作と考えられる．

2. 心電図波形の所見

　心電図検査ではQ波の開始からT波の終わりまでをQT時間とし，一般的にはBazett式により補正した修正QT時間（QTc＝QT/$\sqrt{RR}$）が用いられる．年齢や性別により変化するが，**QTc時間の基準値は350～440ミリ秒**である．

　QT時間の計測は一般的にはV₅（もしくはⅡ，V₆）誘導を用いる．また洞調律時RR間隔がなるべく一定の部分を選択する．QT時間の計測はQRS開始点からT波終末点（T-end）までとし，T-endの決定には接線法（T波下行脚で最も急峻な部分に接線を引き基線との交点をT-endとする）を用いる（図2）．

　なおQT延長の有無をおおまかに推定するには，T-endがRR間隔の半分より後ろにあるかどうかで判断可能である．半分を超えている場合はQT延長（QTc≧500ミリ秒）であることが多い．

●ここがピットフォール

T波交替現象（TWA：T-wave alternans）は著明なQT延長に加えて，T波の形態が1拍ごとに変化することを指す（図3）．心電図上TWAはTdPの発生直前に認められる場合が多く[1]，心筋レベルでは1拍ごとに活動電位が大きく変化していることが推定されている[2]．

3. 鑑別診断

1 神経調節性失神

　意識消失発作の鑑別として，神経調節性失神や特に若年者の場合「てんかん」との鑑別も必要になる．本例の場合，モニター心電図で典型的なTdPが記録されており，受診時の心電図でも著明なQT延長を認めることからLQTに伴うTdPによる失神発作と診断することは容易である．

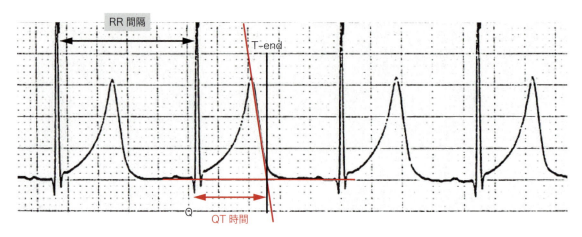

図2　QT時間の測定，QTc時間の計算方法

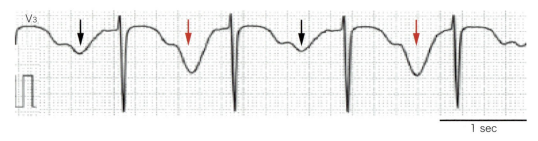

図3　入院時心電図，T波交替現象
　　　T波（➡）が1拍ごとに変化（➡）していっている

2 心室細動

　心電図波形の鑑別としては，TdPに類似する波形として心室細動（VF）がある．VFとの鑑別点としてTdPはQT延長（特にQTcが500ミリ秒以上）に伴い発生し，通常は自然停止することが多い．しかしなかには心室細動に移行し心停止をきたすこともある．

　薬剤，電解質異常で後天的にQT延長をきたすことがあるが，この症例ではQT延長をきたす二次的要因はみられず，先天性QT延長症候群（long QT syndrome：LQTS）と診断した．

4. 次にどうするか

　LQTSの治療は**急性期と慢性期（発作予防）**に分けられる．

1 急性期の治療

　心室細動へ移行した場合は直ちに電気的除細動が必要である．またTdPの停止と再発予防には，硫酸マグネシウムの急速静注30〜40 mg/kgを5〜10分かけてボーラス投与し，さらに1〜5 mg/分で持続投与する．QT延長を起こす薬剤（表，文献2の薬剤リストを参照）を用いている場合は中止し，血清カリウムは4.0〜4.5 mEq/L以上を目標として補正する．徐脈が増悪因子とな

表　代表的な先天性QT延長症候群の臨床的特徴

	LQT1	LQT2	LQT3
遺伝子変異	KCNQ1	KCNH2	SCN5A
チャネル機能異常	I_{Ks}減少	I_{Kr}減少	late-INa増加
心電図（V5誘導）	500ミリ秒	500ミリ秒	500ミリ秒
心電図特徴	・T波の開始が早く幅広い ・T波開始が早く尖った左右非対称 ・正常波形	・T波が低く幅広い ・T波に切れ込み（notch）あり	・T波の開始が遅い（late appearing T） ・尖った非対称性のT波
心イベントの誘因・状況	・運動中，運動直後 　特に**水泳**や**持久走**など持続的な運動	・急な緊張・興奮，音刺激，妊娠	・安静，睡眠時
心イベントの好発年齢	・小学生から10歳代に多い	・10歳代後半～20歳代に多い ・女性は中年以降もイベントあり	・10歳代後半～20歳代に多い ・中年以降もイベントあり
生活指導・薬物治療	・運動制限（特に水泳・マラソン） ・β遮断薬	・音刺激・情動ストレスの回避＞運動制限 ・第一選択薬：β遮断薬 ・その他：メキシレチン，ベラパミル，ニコランジル	・メキシレチン，β遮断薬

るため，一時ペーシングにより心拍数を80回/分以上に保つことも有効である．
　救急時に心室頻拍（VT）・VFで用いられるアミオダロンはQT延長作用があるため，本例のようなTdPでは安易に使用してはならない．

2 慢性期の治療と発作予防

　慢性期の予防にはβ遮断薬を用いるのが第一選択である（class Ⅰ）[4]．また低カリウム血症のある場合，K値を≧4.0 mEq/Lに保つようにK製剤を服薬することも有用である．検査としては「遺伝子検査」が推奨され（class Ⅰ），診断とともに遺伝子型ごとのきめ細かい生活指導や薬物治療などが重要となる．

5. より深い話

　LQTSは遺伝子型により失神発作の発生状況が異なる．LQTSは常染色体優性遺伝のLQT1～3が多数を占めるが，本例のような音刺激や急激なストレスで発症する場合は，LQT2型が多い．一方，運動中の失神発作を生じる場合はLQT1型の可能性が高い．また初回発作は学童期～思春期にかけて多く，特に思春期以降は男性より女性の方がリスクが高い．薬物治療と併せて誘引を避ける生活指導が重要となる（表）．

解答

A1 QT延長に伴うTdP．T波の幅が増大しQT時間は著明に延長している（QT＝840，QTc＝824ミリ秒）．V₂〜V₄誘導では1心拍ごとにT波の形が変化する，T波交替現象を認める

A2 心室細動へ移行した場合は直ちに電気的除細動を行う．くり返しTdPが起こる場合には，硫酸マグネシウムの急速静注・持続投与を行う．QT延長の原因となるものを除去・改善させる（薬剤，低カリウム，徐脈など）

緊急度　低　中　**高**

文献・参考文献

1) Zareba W, et al：T wave alternans in idiopathic long QT syndrome. J Am Coll Cardiol, 23：1541-1546, 1994
2) QT drug list：https://crediblemeds.org/
3) Shimizu W & Antzelevitch C：Cellular and ionic basis for T-wave alternans under long-QT conditions. Circulation, 99：1499-1507, 1999
4) 日本循環器学会：2016-2017年度活動 遺伝性不整脈の診療に関するガイドライン（2017年改訂版）：http://www.j-circ.or.jp/guideline/pdf/JCS2017_aonuma_h.pdf（2019年2月閲覧）

（島本恵子，相庭武司）

症例18. 83歳女性，失神発作により転倒

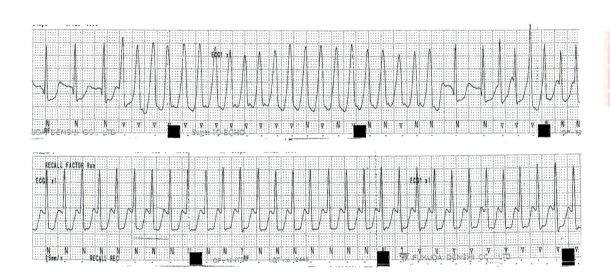

生来健康であり，心疾患を指摘されたことはない．ある日，トイレで立ち上がった際にふらつきをきたし転倒し，右大腿骨頸部骨折のため近医入院となった．その際のモニター心電図にて心拍数240回/分の頻拍発作が記録され，同時に失神を認めた．内服薬による治療を施されたが，頻拍発作が再発したため，精査加療目的に当院に紹介転院となった．前医でのモニター心電図を示す．

Q1 記録された不整脈は何か？

Q2 次に行うべき治療は何か？

1. 診断のポイント

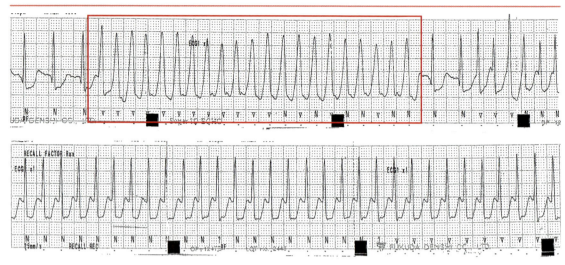

図1　本症例の着眼点

　wide QRS tachycardia（図1 □）がいったん停止（頻拍前後は洞調律）した後，narrow QRS tachycardia に移行している．頻拍中の心室興奮頻度（心拍数）が高いため，血圧低下が激しく，症状が強い．

2. 心電図波形の所見

　前医でのモニター心電図を見ると，本症例では洞調律からwide QRS tachycardia（心拍数240回/分）が出現した後停止し，洞調律が2拍出現した後ほぼ同様の心拍数のnarrow QRS tachycardia が出現し持続している．この現象を一元的に説明すると，**発作性心房頻拍ないしは発作性上室頻拍に変行伝導を伴っている可能性が高い**．一方，wide QRS tachycardia（図1 □）は頻拍開始直前と直後は洞調律であり，wide QRS tachycardia と narrow QRS tachycardia は厳密には連続して移行していない．つまり，wide QRS tachycardia は洞調律から突然発症し突然停止しているため心室頻拍も否定できない．

●ここがポイント
状況が許せば，12誘導心電図を施行する．wide QRS tachycardia 鑑別の大きなヒントとなり，治療に役立つ！

3. 鑑別診断

1 単形性心室頻拍

　心室起源の頻拍性不整脈で，特発性であれば，右室ないしは左室の流出路や流入路，左室中隔などが好発部位として知られている．

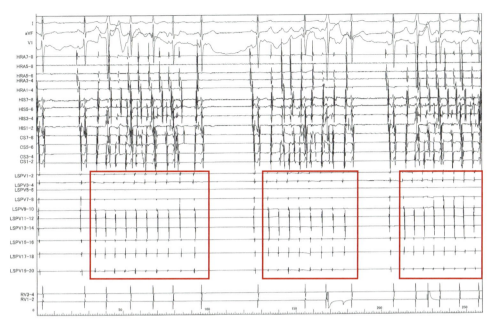

図2 カテーテルアブレーション時の体表面心電図と心内電位
左上肺静脈リングカテーテルの記録（LSPV）電位から期外収縮が連発と停止をくり返していることがわかる．□：左上肺静脈内間歇的異常興奮，HRA：高位右房，CS1-2：冠静脈洞遠位，CS-7-8：冠静脈洞近位，LSPV：左上肺静脈，RV：右室心尖部

2 発作性上室頻拍

副伝導路や房室結節多重伝導路などの伝導路を介したリエントリーにより，突然発生し，突然停止する頻拍性不整脈で，一般に生命予後は悪くない．頻拍中のRR間隔がばらつくことはほとんどない．

4. 次にどうするか

非発作時の安静時に施行した12誘導心電図では明らかな異常所見はみられなかった．心エコーでも形態や機能に異常所見はみられず明らかな器質的心疾患は認めなかった．

下記処方により，頻拍の自然発作はほとんどなくなったが，不整脈の原因を明らかにするため，前医の処方した内服薬を休薬して電気生理学的検査を施行した．

●処方例
　ピルジカイニド（サンリズム®）　1回50 mg　1日2回（朝夕食後）
　カルベジロール（アーチスト®）　1回2.5〜5.0 mg　1日2回（朝夕食後）

検査中に発作時と同様のwide・narrow QRS tachycardiaが誘発され，左上肺静脈からの高頻度異常興奮（肺静脈頻拍）による心房頻拍であることが明らかとなり，wide QRS tachycardiaはそれに一過性脚ブロックによる変行伝導を伴ったものであった．肺静脈隔離術を施行し，以後不整脈は誘発不能となった（図2, 3）．以後，経過観察においても，再発を認めていない．

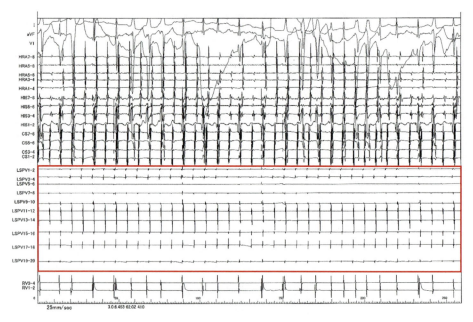

図3 電気生理学的検査により誘発された左上肺静脈からの異常興奮
左上肺静脈からの異常興奮が持続し、肺静脈頻拍（240回/分）を呈している．☐：左上肺静脈内異常興奮

解答

A1 心房頻拍（肺静脈頻拍）（時に変行伝導を伴いwide QRS tachycardiaになる）

A2 カテーテルアブレーション（肺静脈隔離）治療が奏効した

緊急度　低　**中**　高

（小川正浩）

第3章 症例問題〜救急編

症例19. 22歳男性，動悸を自覚，胸部不快感で来院

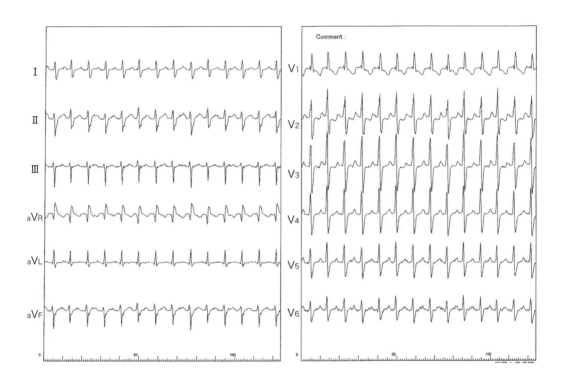

16歳時より，動悸を自覚し，上室頻拍と診断されたが自然に軽快するため経過観察となっていた．同様の症状は，年1〜2回出現していた．20XX年（22歳時）3月頃より，発作が頻回となり，同年5月に胸部不快感と嘔気が数日間持続し改善しないため当科受診とした．

Q1 記録された不整脈は何か？

Q2 次に行うべき治療は何か？

1. 診断のポイント

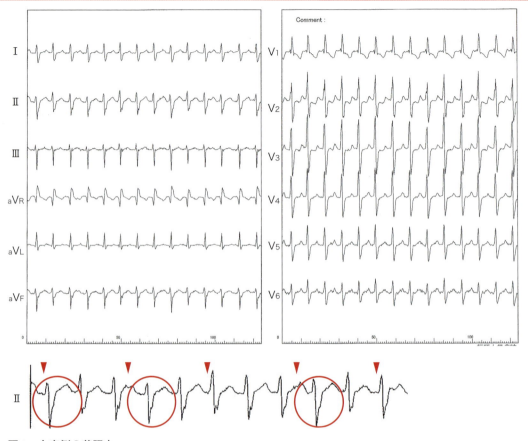

図1 本症例の着眼点
▶：P波，○：融合収縮

　長期間頻拍に曝露していたことにより，頻脈誘発性心不全を発症した若年男性の症例．頻拍中のQRS幅が100ミリ秒と正常上限でnarrow QRS tachycardiaを呈している．来院時は，ベラパミル静注により，頻拍停止し洞調律に復している．

2. 心電図波形の所見

　頻拍中のQRS幅は100ミリ秒と正常上限，心拍数は170回/分のnarrow QRS tachycardiaで，胸部誘導では不完全右脚ブロック型波形と上方軸を呈している．頻拍中は，房室解離によりP波（図1▶）との融合収縮（図1○）がみられ，**左室起源心室頻拍**であることがわかる．左脚後肢領域にリエントリー回路をもつベラパミル感受性特発性心室頻拍が想定される．

> ●ここがポイント
> narrow QRS tachycardiaでは，頻拍中ATPやベラパミル静注により房室解離や房室伝導を低下させた反応を観察することで電気生理学的機序の診断に役立ち，ひいては治療に役立つ！

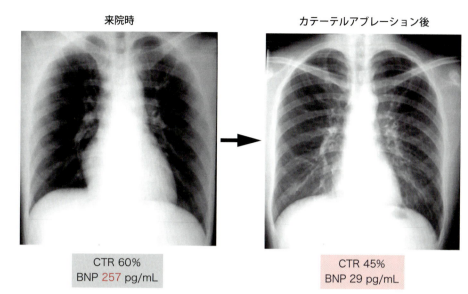

図2 カテーテルアブレーション治療後の胸部X線写真とBNPの変化
数日間持続した頻拍のため心機能低下し，胸部X線写真上心拡大がみられたが，カテーテルアブレーションにより頻拍が根治し，心胸比の著明な改善がみられた

3. 鑑別診断

1 発作性上室頻拍

　副伝導路（AVRT）や房室結節多重伝導路（AVNRT）などの伝導路を介したリエントリーにより，突然発生し突然停止する頻拍性不整脈で，一般に生命予後は悪くない．頻拍中のRR間隔がばらつくことはほとんどなく，規則正しい．通常，頻拍中はP波とQRS波は1：1で連関する．ベラパミルは房室結節部位で頻拍の伝導をブロックし，停止させる．本症例では幅の狭いQRS波形を呈し，ベラパミルが有効なため，発作性上室頻拍が最大の鑑別すべき不整脈であり，QRS形態，房室解離の確認が重要である．

2 発作性心房頻拍・心房粗動

　高頻度の心房興奮により頻拍（粗動）をきたす状態で，ATPないしはベラパミルなどで一過性に房室伝導をブロックすると，心房の興奮波だけがあらわになり診断できる．

4. 次にどうするか

　頻拍発作時ベラパミル静注にて停止効果が得られ，非発作時の安静時12誘導心電図で明らかな異常所見はみられなかった．無投薬下に頻拍の自然発生はほとんどなくなり，心エコーでも心臓の形態や機能は急速に改善した．その後，心機能や形態に異常所見なく，明らかな器質的心疾患はないため**特発性心室頻拍**と診断した．
　内服薬に関しては必要があれば下記処方を考慮する．

●処方例
　ベラパミル（ワソラン®）　1回40～80 mg　1日3回（毎食後）
　　または
　ビソプロロール（メインテート®）1回1.25～5.0 mg　1日1回（朝食後）

　本症例では**カテーテルアブレーション**による根治のよい適応であるためアブレーション治療を施行し，電気刺激にて頻拍発作と同様の頻拍が誘発された．頻拍中，アブレーションカテーテルにて左室中隔に拡張期電位を観察し，同部位で通電し以後誘発不能となった（図2）．

解答

A1　左室起源ベラパミル感受性特発性心室頻拍

A2　カテーテルアブレーションで治療する

緊急度　低　**中**　高

（小川正浩）

第3章 症例問題〜救急編

症例20. 75歳女性，突然の動悸にて救急外来を受診

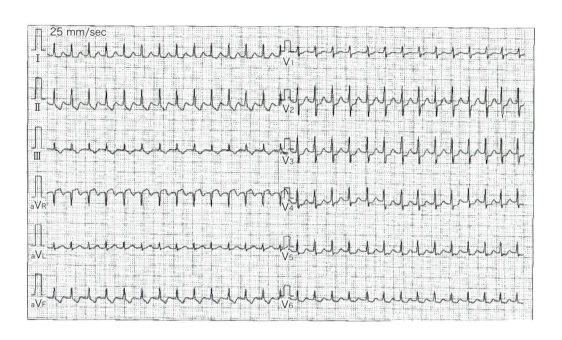

75歳女性，既往症なし，突然の動悸発作にて救急外来を受診した．来院時の12誘導心電図を示す．

Q1 リズム異常の診断は何か？

Q2 次に行うべき処置は何か？

Q3 リズム異常の機序は何が推測されるか？

1. 診断のポイント

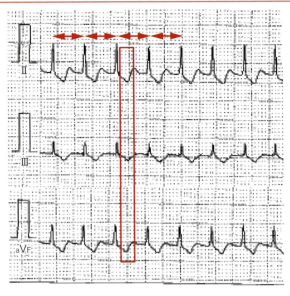

図　本症例の着眼点

① QRS幅の狭い規則正しい頻拍（narrow QRS tachycardia，図 ⬌）
② 下壁誘導にて逆行性のP波がQRS波の後ろに認められる（陰性T波に重なるノッチ，図 □ 内）

2. 心電図波形の所見

　発作性上室頻拍症（PSVT）の心電図は**QRS幅が狭く，規則正しい波形**（図）を呈する．房室回帰性頻拍症（AVRT）においては心房から心室への伝導（順伝導）は房室結節を，心室から心房への伝導（逆伝導）は副伝導路を介して伝導する．心房は心室に遅れて興奮するため一般的にP波はQRS波から少し離れ，12誘導心電図で**逆行性P波（心室から心房に伝わる伝導により形成されるP波）を同定できることが多い**（図）．T波と重なり見にくいことが多いが，逆行性P波は下壁誘導で陰性を呈する．

3. 鑑別診断

1 発作性上室頻拍症（房室結節リエントリー性頻拍症：AVNRT）

　房室回帰性頻拍と同様の心電図であるが，**逆行性P波はQRS波に埋没して観察できないか，あるいはQRS直後に認める**．

2 洞頻脈

　通常150回/分を越えることは稀であり，正常洞調律のP波形（Ⅰおよび下壁誘導にて陽性）をQRS波の前に認める．脈拍は緩徐に上昇し緩徐に減少する．発熱・脱水・貧血・疼痛・低酸素血症など二次的な原因があることがほとんどである．

3 頻脈性心房細動

　脈拍が非常に速いと鑑別を要するが，RR間隔が不規則であることで鑑別できる．モニターで長

めに観察するとより明らかである．

4 頻脈性心房粗動
2：1伝導になると鑑別を要する．下壁誘導にてF波（鋸歯状波）を認める．

4. 次にどうするか

　12誘導心電図（肢誘導）を連続記録した状態で，余裕があればバルサルバ負荷，頸動脈洞マッサージで停止するかを試みる．停止しなければ禁忌（喘息）がないことを確認してから，ATP10 mgを急速静注する．これで停止しなければベラパミル（ワソラン®）2.5〜5 mg＋生理食塩水20 mLを5分ほどで緩徐に静注する．頻拍が停止するときの12誘導心電図は鑑別診断の補助になるため，連続記録しながら投与する．頻拍がいったん停止してもくり返し再発することがあるが，この場合はⅠ群抗不整脈薬の投与〔プロカインアミド（アミサリン®）400〜600 mg＋生理食塩水50 mLなどを10〜20分で点滴など〕するとよい．Ⅰ群抗不整脈薬使用の前には可能であれば**心エコーで心機能が悪くないことを確認したい**．洞調律時心電図でデルタ波を認めれば顕性，認めなければ不顕性WPW症候群である．後日，循環器内科外来受診（可能であれば不整脈専門医）を指示する．

5. より深い話

　発作性上室頻拍症はカテーテルアブレーションの非常によい適応である．治療しなければ発作はまたくり返す．カテーテルアブレーションの合併症率は低く，根治率は高いため，不整脈専門医への受診を勧める．AVRTにおいて副伝導路は左側に認めることが多く，高周波カテーテルを用いて経大動脈的，または経中隔穿刺を行い左房経由で通電を行う．ほとんどの部位では問題なく根治できるが，His束近傍の副伝導路は通電による房室ブロックのリスクが高いため慎重に治療適応を検討する．

解答

A1 発作性上室頻拍症

A2 ATP急速静注・ワソラン® 緩徐に静注

A3 房室回帰性頻拍

緊急度　低 **中** 高

（宮﨑晋介）

第3章 症例問題〜救急編

症例21. 56歳女性，夜，自宅でテレビを見ているときに動悸が出現

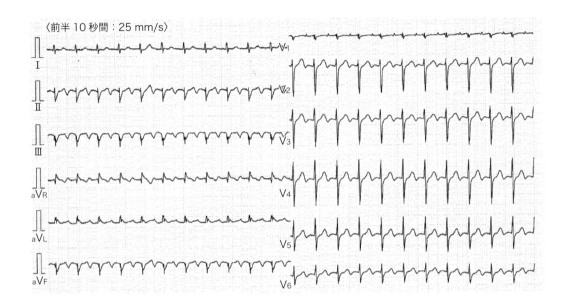

これまで特に大きな既往のない56歳女性．夜，自宅でテレビを見ているときに突然強い動悸発作が出現したため救急要請し，救急外来を受診した．来院時の12誘導心電図を示す．

Q1 このリズムは何か？

Q2 救急外来で行う治療は何か？

1. 診断のポイント

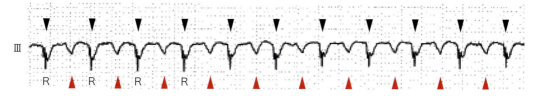

図1　本症例の着眼点

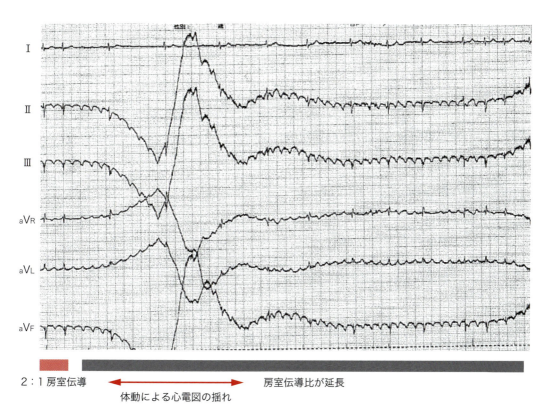

2：1房室伝導　←体動による心電図の揺れ→　房室伝導比が延長

図2　ATP投与後に房室伝導比が延長し，Ⅱ，Ⅲ，aVF誘導で陰性鋸歯状波が明らかになった

　Ⅲ誘導のみを示す．RR間隔は等しく，R波の後ろには必ず下向きの波が伴っている（図1▲）．隣り合う下向きの波どうしのちょうど中央にも同じような下向きの波（図1▼）が認められるがR波に重なってよく見えない．当直医は発作性上室頻拍を鑑別する目的で，アデノシン三リン酸（ATP）10 mgを静脈注射した．

　するとⅡ，Ⅲ，aVF誘導でR波とR波の間にそれまで1つしかなかったT波様の波形が何個も連続して認められるようになった（図2）．これは**通常型心房粗動で認められる陰性鋸歯状波**であり，この不整脈は**通常型心房粗動**と診断した．

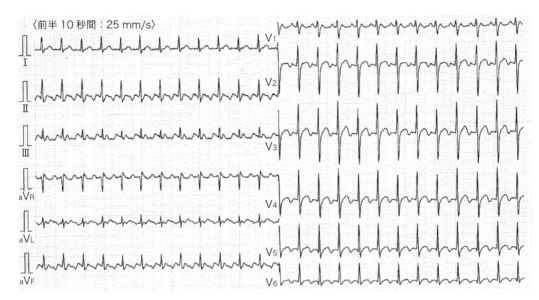

図3 2：1房室伝導を呈する通常型心房粗動（第2章 症例16と同一症例）

2. 心電図波形の所見

　第2章 症例16で述べたように，通常型心房粗動は電気的興奮が右房三尖弁輪周囲を反時計方向に240〜440回/分の頻度で規則正しく旋回することによって生じる．来院時の心電図は**心房の興奮2回に対し1回だけが心室に伝導する状態（2：1房室伝導）**であった．この症例は粗動波（陰性鋸歯状波）がQRSと重なるため判別が難しかったかもしれない．

　別の症例で2：1房室伝導比を呈する心電図を提示する（図3）．図3は**第2章 症例16**でとりあげた76歳女性の症例で，別の日に救急外来で記録した発作時の心電図である．この症例であればⅡ，Ⅲ，aVF誘導でR波とR波の間に認める陰性鋸歯状波の陽性成分がQRSと重なっていないため見つけることは容易であろう．

3. 鑑別診断

■ 心房頻拍

　第2章 症例16でとりあげたので参照してもらいたい．2：1房室伝導を呈した心房頻拍の心電図を図4（▲）に示す．

4. 次にどうするか

　血圧は保たれるが，脈拍数が速く，症状も強いため，洞調律化を試みることが好ましい症例である．当症例は発症から1時間程度であり，心内に血栓が形成されているリスクはまずないと考え，救急外来で直流通電を行い洞調律に復帰させた．

　Ⅱ，Ⅲ，aVF誘導におけるR波高が低いため，心エコー図，冠動脈CTで基礎心疾患の精査を

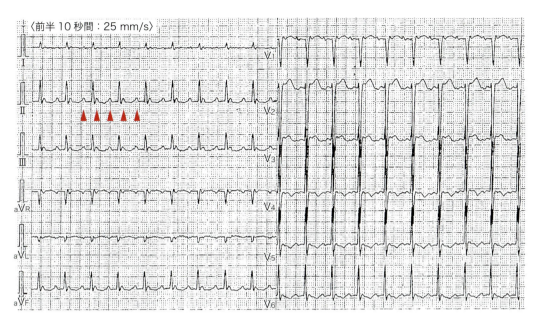

図4　2：1房室伝導を呈する心房頻拍

　行ったが基礎心疾患は認めなかった．後日，カテーテルアブレーション[1,2]を行い，通常型心房粗動の回路を断ち切った．アブレーション後，8カ月の経過で心房粗動の再発は認めていない．

解答

A1 通常型心房粗動

A2 電気的除細動

緊急度　低　中　**高**

文献・参考文献

1) 日本循環器学会：循環器病の診断と治療に関するガイドライン（2008年度合同研究班報告）不整脈薬物治療に関するガイドライン（2009年改訂版）：http://www.j-circ.or.jp/guideline/pdf/JCS2009_kodama_h.pdf（2019年2月閲覧）
2) 日本循環器学会：循環器病の診断と治療に関するガイドライン（2010年度合同研究班報告），不整脈の非薬物治療ガイドライン（2011年改訂版）：http://www.j-circ.or.jp/guideline/pdf/JCS2011_okumura_h.pdf（2019年2月閲覧）

（田中耕史，井上耕一）

第3章 症例問題〜救急編

症例22. 44歳女性,突然の動悸にて救急外来を受診

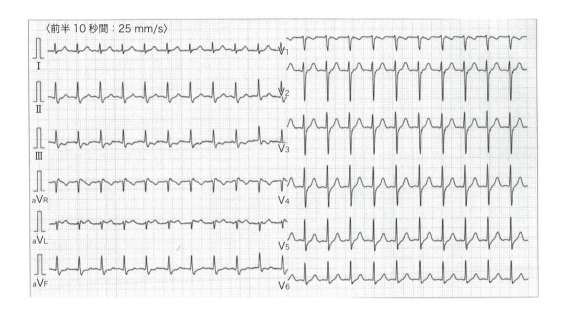

44歳女性,既往症なし,突然の動悸発作にて救急外来を受診した.来院時の12誘導心電図を示す.

Q1 リズム異常の診断は何か？

Q2 次に行うべき処置は何か？

Q3 リズム異常の機序は何が推測されるか？

1. 診断のポイント

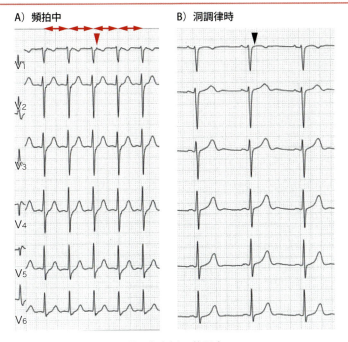

図　本症例の着眼点

① QRS幅の狭い規則正しい頻拍（narrow QRS tachycardia，図A ⇔）
② 頻拍中（図A）のみV₁に逆行性の陽性P波をQRS波直後に認める（図A ▶，Bは洞調律時）

2. 心電図波形の所見

　発作性上室頻拍症（PSVT）の心電図は**QRS幅が狭く，規則正しい波形を呈する**（図）．房室結節リエントリー性頻拍症（AVNRT）においては房室結節の二重伝導路が頻拍回路である．心房と心室がほぼ同時相で興奮するため，**逆行性P波はQRS波に埋没して同定できないか，あるいはQRS直後に認める**．逆行性P波はV₁誘導で見やすく陽性を呈する（図A）．

3. 鑑別診断

1 発作性上室頻拍症（房室回帰性頻拍症（AVRT））

　房室結節リエントリー性頻拍症と同様の心電図であるが，**逆行性P波はQRS波の後ろに同定できることが多く，下壁誘導で見やすい**．

2 洞頻脈

　通常150回/分を越えることは稀であり，正常洞調律のP波形（Ⅰおよび下壁誘導にて陽性）をQRS波の前に認める．脈拍は緩徐に上昇し緩徐に減少する．発熱・脱水・貧血・疼痛・低酸素血症など二次的な原因があることがほとんどである．

3 頻脈性心房細動

脈拍が非常に速いと鑑別を要するが，RR間隔が不規則であることで鑑別できる．モニターで長めに観察するとより明らかである．

4 頻脈性心房粗動

2：1伝導になると鑑別を要する．下壁誘導にてF波（鋸歯状波）を認める．

4. 次にどうするか

12誘導心電図（肢誘導）を連続記録した状態で，余裕があればバルサルバ負荷，頸動脈洞マッサージで停止するかを試みる．停止しなければ禁忌（喘息）がないことを確認してから，ATP10 mgを急速静注する．これで停止しなければベラパミル（ワソラン®）2.5〜5 mg＋生理食塩水20 mLを5分ほどで緩徐に静注する．頻拍が停止するときの12誘導心電図は鑑別診断の補助になるため，連続記録しながら投与する．頻拍がいったん停止してもくり返し再発することがあるが，この場合はⅠ群抗不整脈薬の投与〔プロカインアミド（アミサリン®）400〜600 mg＋生理食塩水50 mLなどを10〜20分で点滴など〕するとよい．Ⅰ群抗整脈薬使用の前には可能であれば**心エコーで心機能が悪くないことを確認したい**．後日，循環器内科外来受診（可能であれば不整脈専門医）を指示する．

5. より深い話

発作性上室頻拍症はカテーテルアブレーションの非常によい適応である．治療しなければ発作はまたくり返す．カテーテルアブレーションの合併症率は低く，根治率は高いため，不整脈専門医への受診を勧める．AVNRTに対して現在では高周波による焼灼により治療を行う高周波アブレーションのみでなく，冷凍凝固により治療を行うクライオカテーテルを用いたアブレーションも可能となっており，房室ブロックのリスクを勘案して小児では後者が好んで使用される．

解答

A1 発作性上室頻拍症

A2 ATP急速静注・ワソラン®緩徐に静注

A3 房室結節リエントリー性頻拍

緊急度　低　**中**　高

（宮﨑晋介）

第3章 症例問題〜救急編

症例23. 40歳女性，甲状腺機能亢進症治療後も持続する動悸

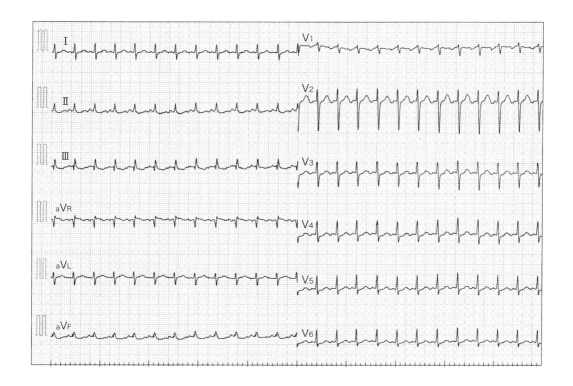

40歳女性，甲状腺機能亢進症に対して他院で加療を行った患者．慢性的な動悸感があり，治療により甲状腺機能が正常化しても，動悸症状が改善しないため紹介受診した．経胸壁心エコー検査では有意な異常所見なし．来院時の12誘導心電図を示す．

Q1 リズム異常の診断は何か？

Q2 次に行うべき処置は何か？

1. 診断のポイント

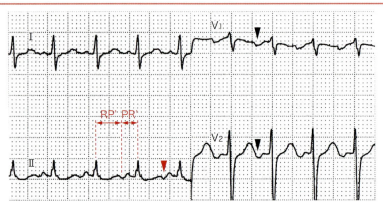

図1　本症例の着眼点

① RR 間隔が規則正しい 146 回 / 分の narrow QRS 頻拍
② RP' 間隔 ＞ PR' 間隔（図1）（long RP' 頻拍）
③ P波極性：Ⅱ誘導（－/＋）（図1▶），V₁，V₂ 誘導（－）（図1▶）

2. 心電図波形の所見

　long RP' を示す上室頻拍の心電図である．Ⅱ誘導で初期成分が陰性で後期成分が陽性のP波を示し，洞結節由来のP波とは異なっており，洞頻脈は否定される．本例の心電図は胸部誘導のP波がすべて陰性を示しており，興奮起源は三尖弁輪が疑われる[1]．本例は心臓電気生理学検査の結果，三尖弁輪側壁起源の心房頻拍の症例であった．

3. 鑑別診断

❶ fast-slow 型房室結節リエントリー性頻拍，減衰伝導を有する副伝導路による正方向性房室回帰性頻拍（永続的接合部回帰性頻拍を含む）

　long RP'，narrow QRS を示す上室頻拍の主な原因として，心房頻拍，fast-slow 型房室結節リエントリー性頻拍（atrioventricular nodal reentrant tachycardia：AVNRT），減衰伝導を有する副伝導路（slow Kent束）による正方向性房室回帰性頻拍（orthodromic atrioventricular reciprocating tachycardia：ORT）があげられる．fast-slow 型 AVNRT や ORT はリエントリーが機序だが，心房頻拍は非リエントリー性機序によっても起こり，その際は短い発作が反復性に起きることが多い．ただORTのうち永続的接合部回帰性頻拍（permanent junctional reciprocating tachycardia：PJRT）は反復性に生じる．fast-slow 型 AVNRT や PJRT では通常は下壁誘導で陰性P波を呈するが，AVNRTでも遅伝導路が左側や上方に偏位している例や，PJRTでも副伝導路が中隔領域以外に存在する場合はその限りでない．図2は左側壁の slow Kent束によるORTの心電図である．原因の確定診断には通常，侵襲的な心臓電気生理学検査が必要である．

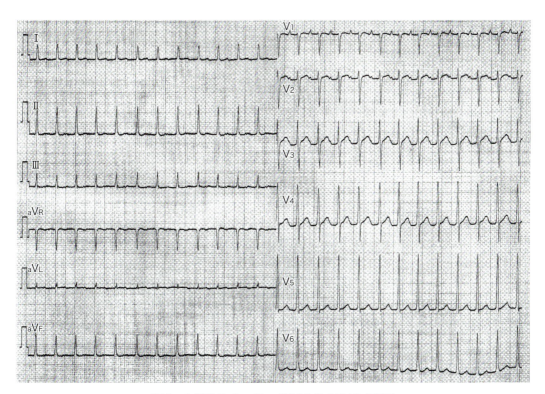

図2　左側壁のslow Kent束によるORTの心電図

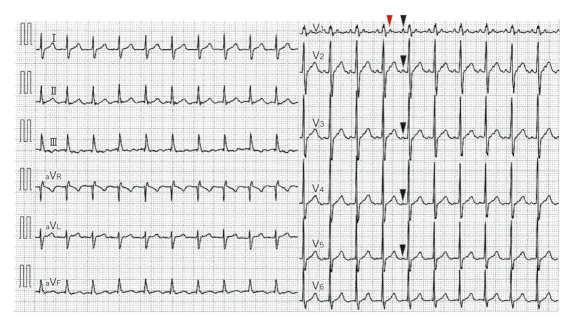

図3　非通常型心房粗動の心電図

2 心房粗動

2：1の房室伝導を示す心房粗動では，long RP'頻拍に見える場合がある．図3は非通常型心房

粗動の例だが，胸部誘導を見るとQRS波の前に陽性P波がみられ（図3▶），一見 long RP' 頻拍様である．しかしV₁誘導で明瞭だが，QRS前の2つのP波のちょうど中間にもう1つのP波が存在していることがわかる（図3▶）．

4. 次にどうするか

　long RP' 頻拍のみならず，regular な narrow QRS 頻拍を見たら，バルサルバ手技や頸動脈圧迫（血管雑音のある例では禁忌）などの迷走神経刺激手技を行うと，上室頻拍の2〜3割で頻拍停止が得られる．迷走神経刺激手技が無効のときは，ATPのボーラス投与を行うと，大部分の上室頻拍では停止が得られる[2]．ATPが無効または頻拍がすぐ再発する場合は，ベラパミル，ジルチアゼム，β遮断薬，Ⅰ群抗不整脈薬などの静脈内投与を行うが，心不全例や虚血性心疾患合併例などでは副作用が起きやすく，投与可能かどうかよく検討する必要がある．また心房粗動の場合，**ATPは停止に無効であるものの，房室伝導を抑制して粗動波を明瞭化することができる**ため，鑑別診断に有用である．

5. より深い話

　心房粗動との鑑別で，もし2つのP波のちょうど中間にQRS波が存在する場合，もう1つのP波の有無を判定するのは困難である．そのような場合は経験的に上室頻拍よりも心房粗動の可能性が高いことが知られており，提唱したウィーンの循環器医 Harold Bix にちなみ Bix ルール[3] と呼ばれている．このような症例では心房粗動を念頭において，診断や治療を進めるのがよい．

解答

A1 long RP' 上室頻拍（心房頻拍）

A2 迷走神経刺激手技，ATPのボーラス投与

緊急度　低　**中**　高

文献・参考文献

1) Kistler PM, et al：P-wave morphology in focal atrial tachycardia：development of an algorithm to predict the anatomic site of origin. J Am Coll Cardiol, 48：1010-1017, 2006
2) Page RL, et al：2015 ACC/AHA/HRS Guideline for the Management of Adult Patients With Supraventricular Tachycardia：A Report of the American College of Cardiology/American Heart Association Task Force on Clinical Practice Guidelines and the Heart Rhythm Society. J Am Coll Cardiol, 67：e27-e115, 2016
3) Marriot HJL：Chapter 4. The Bix rule.「Pearls & Pitfalls in Electrocardiography：Pithy, Practical Pointers」pp8-9, Lea & Febiger, 1990

（丸山光紀）

症例24. 68歳女性，突然失神，転倒し救急搬送

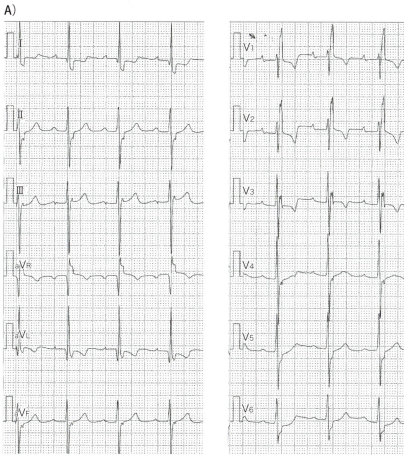

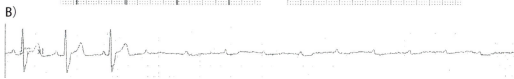

68歳女性，数日前より特に誘因なく突然の眼前暗黒感を自覚していた．朝起床後に突然失神し転倒したため，救急搬送された．当院入院時の心電図（**A**）では明らかな徐脈性不整脈，頻脈性不整脈を認めなかった．入院後しばらくAの心電図で経過し，明らかなポーズも認めなかったが，数日後病棟で突然失神し転倒した．その際のモニター心電図を**B**に示す．血液検査では特に電解質異常などは認めなかった．

Q1 失神時の心電図診断（B）は何か？

Q2 次に行うべきことは何か？

1. 診断のポイント

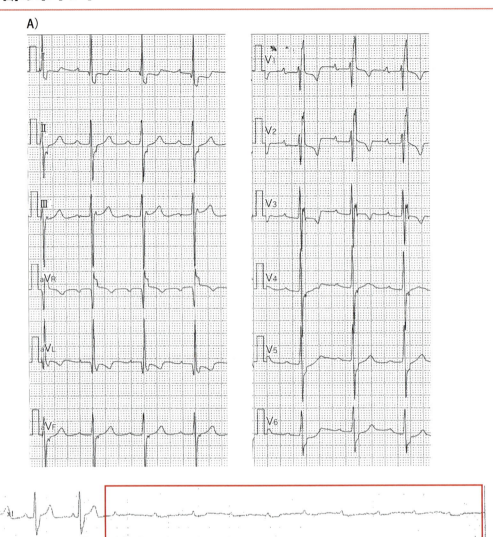

図　本症例の着眼点

　非発作時の心電図（図A）では3枝ブロックを認め，もともと房室伝導に障害があることがわかる．失神時の心電図（図B）では，PQ時間の延長を伴わず突然QRS波が欠落し，心電図上P波のみが規則正しく認められる（図B □）．発作時以外では明らかなポーズを認めていないにもかかわらず，突然発症で補充収縮が全く出現していないことがポイントである．

2. 心電図波形の所見

　非発作時の心電図（図A）では不完全右脚ブロック（QRS 0.10秒），Ⅰ度房室ブロック（PQ時間0.22秒），左脚前枝ブロック（著明な左軸偏位）を認め，3枝ブロックである．発作時の心電図（図B）では突然QRS波が欠落し，心電図上P波のみが規則正しく認められる．突然発症で補

充収縮が全く出現せず，**発作性房室ブロック**と診断される．

3. 鑑別診断

■ 発作性房室ブロック

心電図診断では，P波が規則的に出現し洞調律時のものと同じ波形であれば容易に診断できる．P波がしっかり認識できる誘導でモニター記録することが肝要である．

4. 次にどうするか

失神を伴う房室ブロックであるため，直ちに一時的ペースメーカを挿入し，その後永久的ペースメーカ植込み術を検討する．

> **解答**
>
> **A1** 発作性房室ブロック
>
> **A2** 直ちに一時的ペースメーカを挿入する
>
> 緊急度　低　中　**高**

（髙木雅彦）

第3章 症例問題〜救急編

症例25. 75歳女性,動悸と失神発作が出現

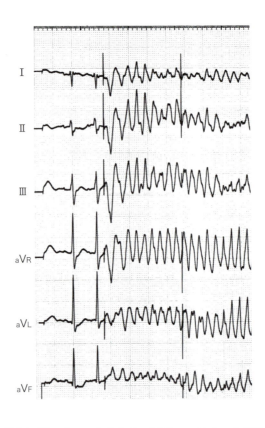

75歳女性.65歳時に発作性房室ブロックのため,VVIペースメーカ植込み術を施行された.昨夜から突然の動悸と失神発作が出現したため来院.12誘導心電図記録時にも同様の発作が出現した.血液検査では特に電解質異常などは認めなかった.来院時の12誘導心電図を示す.

Q1 この症例で認められるペースメーカ作動不全は何か？

Q2 次に行うべきことは何か？

1. 診断のポイント

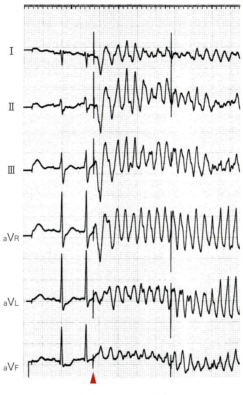

図　本症例の着眼点

　発作性房室ブロックのため，VVIペースメーカが植え込まれていることより起こりうるペースメーカ作動不全は，**心室のペーシング不全かセンシング不全**である．ペーシングスパイク（図▶）の位置を確認すれば診断可能である．

2. 心電図波形の所見

　2拍目のT波の頂上付近にペーシングスパイクがあり（図▶），心室ペーシングが行われた後，心室細動を発症している．ペースメーカが2拍目のQRS波をアンダーセンシングしたため，spike on Tとなり心室細動を発症している．

3. 鑑別診断

■ 心室期外収縮

　R on T型の心室期外収縮からの心室細動との鑑別が必要である．**3拍目のQRSの直前にペーシングスパイクがあり**（図▶），心室期外収縮ではないことがわかる．

4. 次にどうするか

　自己のQRS波をアンダーセンシングしたためspike on Tとなり，心室細動を発症している．直ちにペースメーカチェックを行い，感度調整を行う必要がある．感度が不良で設定変更で対応できない場合はリード線の追加を行う．

> **解答**
>
> **A1** 自己のQRS波をアンダーセンシング
>
> **A2** 直ちにペースメーカチェックを行い，感度調整を行う
>
> 緊急度　低　中　**高**

（髙木雅彦）

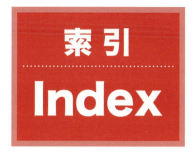

数字

2：1房室伝導	248
3枝ブロック	258
12誘導心電図	13

欧文

A〜C

A型WPW症候群	144
AAIモード	55
acute myocardial infarction	21
AF	48
AFL	45
AMI	21
AT	44
atrial flutter	45
atrial tachycardia	44
atrioventricular nodal reentrant tachycardia	42
atrioventricular reciprocating tachycardia	42
AVNRT	42
AVRT	42
β遮断薬	193
Bezold–Jarisch反射	26
Brugada症候群	39, 96, 205, 219
C型WPW症候群	146
cardiac resynchronization therapy	106
cavity lead	121
CHADS$_2$スコア	149, 152
coarse AF	160
coved型	219
CRT	106
CRT-D	106

D〜Q

DDDモード	55
EAD	72
early afterdepolarization	72
fast pathway	43
fast-slow型房室結節リエントリー性頻拍	254
fine AF	160
hyperacute T波	184
irregularly irregular	160
J波症候群	30, 41
long RP'頻拍	255
mirror image	21
N-STEMI	28
narrow QRS tachycardia	236, 244, 251
OMI	91, 109
ORT	254
P波	16, 35
paroxysmal atrial fibrillation	48
paroxysmal supraventricular tachycardia	42
PCI	21
percutaneous coronary intervention	21
PJRT	254
poor r wave progression	91
PR間隔	16
preexcited AF	208
premature ventricular complex	34
PSVT	42, 244
PVC	34
QRS波	16, 35
QRS波形	64
QT延長症候群	37
QT間隔	19
QU間隔	19

R〜W

R/S比	14
reciprocal change	21, 116
Rubenstein分類	50
saddleback型	219
sick sinus syndrome	50
slow Kent束	254
slow pathway	43
spike on T	261
SSS	50
ST-T波	18
ST上昇	171
ST部分	18

項目	ページ
T波	18
T波が陰転化	139
TdP	37, 72, 231
torsade(s) de pointes	37, 72, 231
U波	19
VDDモード	55
ventricular fibrillation	34
ventricular tachycardia	34
VF	34
VT	34
VVIモード	55
wide QRS tachycardia	34, 35, 215, 236
Wolf-Parkinson-White	44, 144
WPW症候群	129, 144

和文

あ行

項目	ページ
アーチファクト	204
脚ブロックあるいは機能的脚ブロック（変行伝導）を伴った心房細動	209
アミオダロン	38, 216
移行帯	14, 66
遺伝子検査	233
陰性T波	128
陰性U波	67
陰性鋸歯状波	149, 247
右冠動脈円錐枝	122
右脚ブロック	220
右軸偏位	128
右室肥大	96, 129
内向き整流性K電流	71
運動負荷試験	67
永続的接合部回帰性頻拍	254
オーバーセンシング	56

か行

項目	ページ
拡張型心筋症	62
褐色細胞腫	175
カテーテルアブレーション	242
カルベジロール	216
冠血行再建	21
完全右脚ブロック	59, 94
完全左脚ブロック	59, 100
完全房室ブロック	53, 124, 157, 200
冠動脈	23
貫壁性梗塞	64
冠攣縮性狭心症	117
偽性心室頻拍	208
急性心筋炎	140, 172
急性心筋梗塞	21, 117, 192, 196, 221, 228
急性心筋梗塞超急性期	228
急性心膜炎	30, 140, 196
急性前壁心筋梗塞	139, 175
急性前壁中隔梗塞	167
急性大動脈解離による左主幹部梗塞	172
急性肺血栓塞栓（症）	62, 179
鏡像変化	116, 140, 167, 175
胸部誘導	14
胸部誘導でのST低下	188
鏡面像	21
鏡面像としてのST低下	184
虚血性心疾患	88, 136
筋電図	79
経皮的冠動脈インターベンション	21
減衰伝導を有する副伝導路	254
顕性WPW症候群	44, 208
高カリウム血症	71, 228
高カルシウム血症	73
広範前壁心筋梗塞	140
興奮方向	12
後壁梗塞	96
後壁心筋梗塞	30
コンコーダントパターン	34, 35

さ行

項目	ページ
細動波	152, 157
左脚ブロック	112
左室起源心室頻拍	240
左室高電位	60, 86
左室肥大	60
左室瘤	30
左前下行枝	23
サルコイドーシス	125
ジギタリス中毒	164
持続性	34
持続性の単形性心室頻拍	215
肢誘導	14
収縮性心膜炎	198

修正QT時間	224, 231	
硝酸薬	192	
徐脈性不整脈	26, 50	
心筋炎	175	
心筋症	62, 110, 132	
心筋の活動電位	71	
心室期外収縮	34	
心室細動	34, 204	
心室性不整脈	27	
心室内血栓	141	
心室頻拍	34, 101, 112, 141, 208	
心室不整脈	34	
心室ペーシング	54	
心室補充調律	157	
心臓再同期療法	106	
心臓ペースメーカ	54	
心電図自動診断	78	
心内膜下梗塞	28, 64	
心嚢液貯留	197	
心不全	141	
心房細動	149, 152, 160, 208	
心房粗動	45, 152, 160, 241, 255	
心房頻拍	44, 149, 152, 237, 238, 248, 254	
心房ペーシング	54	
心膜炎	168, 196	
水平位心	110	
ストレインパターン	87	
正方向性房室回帰性頻拍	254	
絶対性不整脈	112	
絶対的不整脈	157	
センシング不全	56	
早期後脱分極	72	
早期再分極	30, 167, 185	
早期再分極症候群	41	
速伝導路	43	
続発性	34	

た行

対側性変化	21	
多形性心室頻拍	72, 204, 208, 231	
多源性心房頻拍	160	
たこつぼ型心筋症	30, 136, 140, 168	
多枝狭窄病変	120	
単形性心室頻拍	217, 236	
遅伝導路	43	
中隔性q波	17	
超急性期T波	228	
調節性失神	231	
陳旧性下壁心筋梗塞	214, 217	
陳旧性前壁心筋梗塞	91	
通常型心房粗動	150, 247	
低カリウム血症	71	
低カルシウム血症	74	
電解質異常	185	
てんかん	231	
洞頻脈	251	
洞不全症候群	50, 157, 164, 188	
特発性	34	
特発性心室頻拍	241, 242	
トレッドミル運動負荷試験	115	

な行

二重伝導路	43	
脳血管疾患	136, 175	

は行

肺静脈頻拍	237, 238	
肺塞栓	193	
非ST上昇型心筋梗塞	28	
非持続性	34	
ビソプロロール	242	
肥大型心筋症	62	
左回旋枝	23	
左主幹部	24	
左主幹部閉塞	172	
頻脈性上室不整脈	42	
頻脈性心房細動	252	
頻脈性心房粗動	252	
不安定狭心症	117	
副伝導路部位予測	144	
不整脈ストーム	212	
プルキンエ線維	212	
ペーシングスパイク	54, 261	
ペーシング不全	56	
ペースメーカ	101	
ペースメーカー調律	112	
ヘミブロック	59	
ベラパミル	242	
ベラパミル感受性特発性心室頻拍	240	

房室回帰性頻拍 ……………… 42, 43
房室結節リエントリー性頻拍（症）
　……………… 42, 43, 244, 251
房室接合部期外収縮 ……………… 16
房室ブロック ……………… 50, 52
補充調律 ……………… 164, 200

発作性上室頻拍（症）
　…… 42, 216, 237, 241, 244, 247, 251
発作性心房細動 ……………… 48
発作性心房頻拍 ……………… 216, 241

ま行

メインテート® ……………… 242

ら行

両室ペーシング ……………… 106
両室ペーシング機能付き植込み型
　除細動器 ……………… 106

わ行

ワソラン® ……………… 242

症例問題でとりあげた心電図異常所見・疾患

第2章　症例問題〜外来・病棟編

症例テーマ：基本波形・心筋症・虚血

症例1	左室肥大	85
症例2	陳旧性前壁心筋梗塞	90
症例3	完全右脚ブロック	93
症例4	完全左脚ブロック	99
症例5	拡張型心筋症	104
症例6	陳旧性下壁心筋梗塞	108
症例7	心電図自動診断の間違い	111
症例8	運動負荷心電図 虚血陽性（ST上昇 およびreciprocal change）	115
症例9	運動負荷心電図 虚血陽性（aVRのST上昇）	119
症例10	心臓サルコイドーシス	123
症例11	右室肥大	127
症例12	陳旧性側壁心筋梗塞	131
症例13	肥大型心筋症	134
症例14	心室瘤	138

症例テーマ：不整脈

症例15	WPW症候群	143
症例16	通常型心房粗動	148
症例17	心房細動	151
症例18	心房細動（房室ブロック合併）	155
症例19	頻脈性心房細動	159
症例20	薬剤性洞不全症候群	163

第3章 症例問題〜救急編

症例テーマ：急性冠症候群とその鑑別

症例1	急性前壁心筋梗塞	166
症例2	左主幹部の急性心筋梗塞	170
症例3	たこつぼ型心筋症	174
症例4	急性肺塞栓	178
症例5	急性前壁心筋梗塞（超急性期）	182
症例6	急性後壁心筋梗塞（非ST上昇型）	187
症例7	冠攣縮性狭心症	191
症例8	急性心膜炎	195
症例9	急性下壁心筋梗塞	199

症例テーマ：不整脈

症例10	心室細動	203
症例11	顕性WPW症候群に伴う心房細動	207
症例12	多形性心室頻拍	211
症例13	wide QRS tachycardia（心室頻拍）	214
症例14	Brugada症候群	218
症例15	低カリウム血症（後天性QT延長症候群）	223
症例16	高カリウム血症	227
症例17	先天性QT延長症候群	230
症例18	wide QRS tachycardia（変行伝導を伴う心房頻拍）	235
症例19	特発性心室頻拍	239
症例20	発作性上室頻拍（房室結節リエントリー性頻拍）	243
症例21	心房粗動（2：1伝導）	246
症例22	発作性上室頻拍（房室回帰性頻拍）	250
症例23	long RP'頻拍(心房頻拍)	253
症例24	発作性房室ブロック	257
症例25	ペースメーカ不全	260

■ 編者プロフィール

森田　宏（Hiroshi Morita）

岡山大学大学院医歯薬学総合研究科先端循環器治療学
- 1992年　岡山大学医学部卒業
  岡山大学医学部大学院循環器内科
- 1996年　大阪市立総合医療センター循環器内科
- 1997年　岡山大学医学部循環器内科
- 1999年　岡山大学医学部循環器内科　助手
- 2004年　米国インディアナ大学クラナート心臓研究所
- 2007年　岡山大学医学部・歯学部附属病院　循環器内科
- 2008年　岡山大学大学院医歯薬学総合研究科　循環器内科　助教
- 2010年　岡山大学大学院医歯薬学総合研究科先端循環器治療学　准教授
- 2013年　岡山大学大学院医歯薬学総合研究科先端循環器治療学　教授

不整脈，心電図を専門としています．不整脈治療の分野では三次元マッピングなどの機器が発達し，心臓の電気的興奮の流れが，可視化できるようになってきました．そういったものも利用して，心電図を見直すことで，さらに理解を深めるのも可能と思います．

■ 執筆者プロフィール（掲載順）

杉山洋樹（Hiroki Sugiyama）
岡山済生会総合病院循環器内科
臨床実習の学生に心電図判読を指導する森田宏先生の姿に感銘を受けました．当院の研修医にも心電図を学ぶ喜びを伝えられるよう，試行錯誤しています．

細木信吾（Shingo Hosogi）
高知医療センター循環器内科
専門は，複雑冠動脈病変，特に慢性完全閉塞（CTO）に対する冠動脈インターベンション（PCI）です．より安全に速く真腔に通すCTO PCIをめざします．2019年4月からは社会医療法人仁生会細木病院で，心カテ室含め新しい循環器内科を立ち上げます．皆さん遊びに来てください．

小川正浩（Masahiro Ogawa）
福岡大学病院循環器内科
心電図を深く読み解く力量は，適正な診断や治療に直接つながる大変重要な臨床力です．日頃からの修練で鍛え，急な事態にも対応できるようにしておきましょう．

宮﨑晋介（Shinsuke Miyazaki）
福井大学医学部循環器内科
東京出身ですが現在は福井で働いています．不整脈に対するカテーテルアブレーション治療を専門にしています．不整脈治療に興味のある若手の先生方はぜひご連絡ください．

髙木雅彦（Masahiko Takagi）
関西医科大学総合医療センター不整脈治療センター
専門：臨床不整脈学
研究テーマ：Brugada症候群の病態・リスク評価に関する研究，デバイス治療における遠隔モニタリングに関する研究

八島正明（Masaaki Yashima）
日本医科大学内科学（循環器内科）講師
「図解心電図テキスト」を手にとったのは医学部3年生，21歳頃のことです．以来気づけば30年以上，心電図は身近な検査でつきることのない興味を与えてくれました．今でも心電図からの病態診断が正しければうれしいし，だまされると悔しい．こんなに単純な検査なのにこれからも「命のきわ」を心電図波形から読み解く旅は続くことでしょう．

岡　岳文（Takefumi Oka）
津山中央病院循環器内科
卒後臨床研修センターのスタッフとして活動しています．実際に経験した心電図を使って毎週研修医向けの勉強会を行っています．どの分野に進んでも心電図は必要な検査ですので苦手意識をもたず勉強していきましょう．

島本恵子（Keiko Shimamoto）
国立循環器病研究センター心臓血管内科部門不整脈科
どの科を研修中でも電解質異常はよく遭遇する事態だと思いますし，循環器以外の薬剤でも不整脈化をきたす原因になることがありますので，執筆した項が日常診療のお役にたてば幸いです．

相庭武司（Takeshi Aiba）
国立循環器病研究センター心臓血管内科部門不整脈科／先端不整脈探索医学研究部
遺伝性不整脈を中心に不整脈を基礎から臨床まで幅広く研究している．不整脈・電気生理学，遺伝子に興味がある若い先生を一人でも増やしていきたい．

髙石篤志（Atushi Takaishi）
三豊総合病院循環器病センター
出身大学：岡山大学　平成4年卒業
専門：循環器全般，特に心不全診療
資格：循環器専門医，総合内科専門医，CVIT認定医，心臓リハビリ指導士
香川県西部，生まれ故郷の病院で勤務中です．地域医療の維持を意識しつつ，多数の救急症例を含めた循環器疾患診療全般に携わっています．特に年々増加する心不全症例について，日常臨床とともに，予後改善のための種々の取り組みに力を入れています．また近隣の医療機関とも密に連携をとり，将来にわたっての当地域の医療レベルの維持に努めています．

鎌倉　令（Tsukasa Kamakura）
国立循環器病研究センター心臓血管内科部門不整脈科
2006年京都大学卒業．2013年より国立循環器病研究センター不整脈科に勤務．アブレーション，デバイス治療に加え，Brugada症候群などの特発性心室細動にも興味をもって研究しています．当センターには豊富な循環器疾患が集まっており，バランスのとれた循環器研修に最適な環境です．当院での研修に興味のある方はぜひ見学に来てください．

野坂和正（Kazumasa Nosaka）
香川県立中央病院循環器内科
PCI・EVT・TAVIなど幅広く治療に携わっています．循環器領域では，日進月歩で新しいデバイスが登場し，今まで治療できなかった疾患が治療可能になっています．とても楽しい分野なので怖がらずに飛び込んでみてください．

丸山光紀（Mitsunori Maruyama）
日本医科大学武蔵小杉病院循環器内科　部長
長年，不整脈を専門に診療を行っています．不整脈はcommon diseaseのため，誰もが診療する機会があり，最低限の知識の習得は臨床医として必須といえます．ただ不整脈患者をしっかりと診るためには，しばしば高度な専門知識が要求されます．ありふれた疾患なのに専門医以外には診療が難しい領域，そんな心臓電気生理の世界に興味がある方は，ぜひ不整脈診療科の門を叩いてください．

田中耕史（Koji Tanaka）
桜橋渡辺病院心臓・血管センター不整脈科
入院中の患者さんで病棟モニター心電図の異常を疑ったときは，モニター心電図だけをみて解決しようとするのではなく，12誘導心電図をきちんと記録し，デバイダーを用いて丁寧にみることが大切です．洞性頻脈と思っていたものが実は2：1伝導の心房頻拍と判明することもあります．

井上耕一（Koichi Inoue）
桜橋渡辺病院心臓・血管センター不整脈科　科長／循環器内科　部長

土井正行（Masayuki Doi）
香川県立中央病院循環器内科　主任部長
専門：虚血性心疾患，動脈硬化，心血管インターベンション治療
1994年岡山大学医学部卒業，2008年より香川県立中央病院勤務．日本循環器学会専門医，日本心血管インターベンション治療学会指導医

吉川昌樹（Masaki Yoshikawa）
福山市民病院循環器内科
この10年，忙しくて登れていませんが，また，山登りがしたいです．
研修医の皆さんへ一言：1つのデータにこだわらず，臨床症状，他各種検査を駆使して診断につなげていってください．

小出恭大（Yasuhiro Koide）
岡山大学病院　初期研修医
2018年　川崎医科大学卒業
岡山大学病院で日々研修医として研鑽中です．この記事が少しでも皆さまのお役に立てれば幸いです．私もこの本を通して心電図の知識を深めたいと思います．一緒に頑張りましょう．

山内菜緒（Nao Yamauchi）
岡山大学病院　初期研修医
2018年　岡山大学卒業
岡大病院の初期研修医です．現在たすき掛けプログラムで市中病院研修中ですが，実際の現場で知識のアウトプットをすることの大切さを感じています．今回も記事を書くことでたくさんのことを学ばせていただきました．

レジデントノート　Vol.21　No.2（増刊）

心電図診断ドリル
波形のここに注目！

編集／森田　宏

レジデントノート増刊

Vol. 21　No. 2　2019〔通巻276号〕
2019年4月10日発行　第21巻　第2号
2021年6月15日第2刷発行
ISBN978-4-7581-1624-4

定価5,170円（本体4,700円＋税10％）［送料実費別途］

年間購読料
　定価26,400円（本体24,000円＋税10％）
　　［通常号12冊，送料弊社負担］
　定価57,420円（本体52,200円＋税10％）
　　［通常号12冊，増刊6冊，送料弊社負担］
　　※海外からのご購読は送料実費となります
　　※価格は改定される場合があります

© YODOSHA CO., LTD. 2019
Printed in Japan

発行人	一戸裕子
発行所	株式会社 羊土社 〒101-0052 東京都千代田区神田小川町2-5-1 TEL　03 (5282) 1211 FAX　03 (5282) 1212 E-mail　eigyo@yodosha.co.jp URL　www.yodosha.co.jp/
装幀	野崎一人
印刷所	広研印刷株式会社
広告申込	羊土社営業部までお問い合わせ下さい．

本誌に掲載する著作物の複製権・上映権・譲渡権・公衆送信権（送信可能化権を含む）は（株）羊土社が保有します．
本誌を無断で複製する行為（コピー，スキャン，デジタルデータ化など）は，著作権法上での限られた例外（「私的使用のための複製」など）を除き禁じられています．研究活動，診療を含む業務上使用する目的で上記の行為を行うことは大学，病院，企業などにおける内部的な利用であっても，私的使用には該当せず，違法です．また私的使用のためであっても，代行業者等の第三者に依頼して上記の行為を行うことは違法となります．

JCOPY＜（社）出版者著作権管理機構　委託出版物＞
本誌の無断複写は著作権法上での例外を除き禁じられています．複写される場合は，そのつど事前に，（社）出版者著作権管理機構（TEL 03-5244-5088, FAX 03-5244-5089, e-mail: info@jcopy.or.jp）の許諾を得てください．

乱丁，落丁，印刷の不具合はお取り替えいたします．小社までご連絡ください．

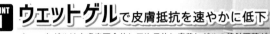

ノイズの無い、きれいな波形をとるなら…
ブルーセンサー シリーズをご検討ください！

POINT 1 ウェットゲルで皮膚抵抗を速やかに低下
ウェットゲルは皮膚表面全体に三次元的に密着しゲルの接触面積が大きくとれます。また、皮膚に湿潤性を持たせるため速やかに皮膚のインピーダンスを下げ、安定した心電図が測定できます。

POINT 2 ノイズの発生を抑えるオフセット構造
センサー部とコネクター部が独立しているオフセット構造のため、リード線やコネクター部に揺れが生じてもセンサーには影響せず、ノイズが発生し難くなっています。

POINT 3 純銀が素材の高性能なセンサー
センサー部は純銀のテープに銀/塩化銀の加工が施された高性能なセンサーになっており、波形の乱れを抑えます。

未熟児・乳幼児用サイズから防水仕様・X線透過まで、各種お取り揃え！

医療機器届出番号：13B2X00117000001

METS Something to Life　株式会社 メッツ
〒120-0036 東京都足立区千住仲町1-7　E-mail:sales@mets-tokyo.jp
TEL (03) 3888-8445　FAX (03) 3888-8443
https://www.mets-tokyo.jp

ME機器チェッカ・ME機器管理システム・心電図用電極
筋電図用電極・医療材料　多数取り扱っております。
製品詳細はお気軽にお問い合わせください

Book Information

THE「手あて」の医療
身体診察・医療面接のギモンに答えます

平島　修／編
定価（本体 3,800円＋税）　B5判　234頁　ISBN 978-4-7581-1847-7

"現場に出てはじめて気づく"身体診察・医療面接の疑問に, 診察大好き医師たちが解答. 教科書どおりにいかない「あのとき」をこの1冊で乗り越えて, 患者に寄り添う「手あて」の医療をはじめよう！

あの研修医はすごい！と思わせる
症例プレゼン
ニーズに合わせた「伝わる」プレゼンテーション

松尾貴公, 水野　篤／著
定価（本体 3,200円＋税）　A5判　207頁　ISBN 978-4-7581-1850-7

勝負はプレゼンの前に決まっている!?臨床でまず身につけるべきプレゼンの秘訣を伝授. 聞き手・状況に応じた内容や順番, さらに専門科別のコンサル等, アウトプットまでの過程からわかるので本物のプレゼン力がつく

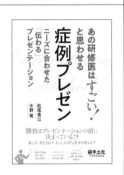

発行　羊土社
〒101-0052　東京都千代田区神田小川町2-5-1　TEL 03(5282)1211　FAX 03(5282)1212
E-mail：eigyo@yodosha.co.jp　URL：www.yodosha.co.jp/